KNAUR.LEBEN

Über die Autoren:

Mag. Dr. phil. Wolf-Dieter Storl, geboren 1942, ist Kulturanthropologe und Ethnobotaniker. Als Elfjähriger wanderte er mit seinen Eltern nach Amerika (Ohio) aus, wo er die meiste Zeit in der Waldwildnis verbrachte. Nach seinem Studium lehrte er an verschiedenen Universitäten. Zahlreiche Studienreisen führten ihn u. a. zu den Medizinmännern der Northern Chayenne, zu Shiva-Sadhus nach Nepal und Indien sowie zu alteingesessenen Bauern im Emmental. Seit 1988 lebt Wolf-Dieter Storl mit seiner Familie auf einem Einödhof im Allgäu, gibt Seminare und hält Vorträge in D, A, CH.

Rébecca Kunz, geboren 1958, ist Diplom-Biologin und Therapeutin. Sie arbeitet zu den Schwerpunkten Gesundheit und Bewusstsein. Sie lebt in der Nähe von Bern.
www.heilender-raum.ch

Dr. Wolf-Dieter Storl

Rébecca Kunz

Erkenne dich selbst in der Natur

Gespräche über ein Leben im Einklang,
aufgezeichnet von Rébecca Kunz

KNAUR.LEBEN

Besuchen Sie uns im Internet:
www.knaur-leben.de

Aus Verantwortung für die Umwelt hat sich die Verlagsgruppe
Droemer Knaur zu einer nachhaltigen Buchproduktion verpflichtet.
Der bewusste Umgang mit unseren Ressourcen, der Schutz unseres Klimas
und der Natur gehören zu unseren obersten Unternehmenszielen.
Gemeinsam mit unseren Partnern und Lieferanten setzen wir uns
für eine klimaneutrale Buchproduktion ein, die den Erwerb
von Klimazertifikaten zur Kompensation des CO_2-Ausstoßes einschließt.
Weitere Informationen finden Sie unter: www.klimaneutralerverlag.de

MIX
Papier aus verantwortungsvollen Quellen
FSC® C083411
www.fsc.org

Vollständige Taschenbuchneuausgabe Januar 2021

Ein Imprint der Verlagsgruppe
Droemer Knaur GmbH & Co. KG, München

Covergestaltung: Isabella Materne, München
Coverabbildung: Ingrid Lisa Storl
Satz: Adobe InDesign im Verlag
Druck und Bindung: CPI books GmbH, Leck
ISBN 978-3-426-87902-3

4 5 3

Inhalt

7 Vorwort
9 Wir sind ein Teil des Ganzen
21 Fürchte dich nicht
27 Am Rande Midgards
33 Landschaften prägen, Landschaften heilen
43 Neustart in Amerika
47 Kraftorte
55 In der Natur die eigene Göttlichkeit erkennen
65 Tiere als Lehrer und Helfer
81 Auge in Auge mit wilden Tieren
91 Haustiere und Nutztiere
99 Das Helle und das Dunkle
105 Mit Himmel und Erde verbunden
111 Wirkstoffe, Heilserwartung und Heiler
117 Pflanzendevas
129 Seelische Reinigung
135 Von Heinzelmännchen, Elben und Hexenschüssen
143 Pflanzenheilkraft
151 Wer gibt hier den Ton an?
157 Mit Cannabis die Geister sehen
167 Geheimes Wissen
175 Den Weg des Herzens gehen

Vorwort

Wolf-Dieter Storl erzählte mir früher einmal, wie sehr er Regenbogen liebt und wie ihm einst ein Regenbogen in einer schwierigen Situation viel Zuversicht geschenkt hatte.

Kurz nachdem wir dann im Sommer 2008 das erste unserer Gespräche für das vorliegende Buch begonnen hatten, erschien ein leuchtender Regenbogen am Himmel. Ein Zufall? Wunderschön anzusehen, bilden Regenbogen eine sinnlich wahrnehmbare Brücke zur geistigen Welt.

Die Welten jenseits der sichtbaren, materiellen Welt sind zwar immer da, aber wir sind meistens zu beschäftigt, um sie wahrzunehmen. Wenn wir jedoch ganz im Hier und Jetzt sind, offen und präsent, dann zeigen sie sich unvermittelt. Das Hineingehen in die Natur nährt die Seele und hat heilende Wirkung. In der Natur fühlen wir uns aufgehoben und als Teil des Ganzen. Dies zu erkennen und bewusst zu erleben ist inspirierend, die Seele schwingt höher: Wir erkennen dadurch uns selbst und was durch uns leben möchte besser.

Die Arbeit an diesem Buch bereitete mir sehr viel Freude. Meine Sicht der Welt und mein Erleben in der Natur verändert und verfeinert sich seither spürbar. Möge es Ihnen mit der Lektüre dieses Buches ähnlich ergehen!

Rébecca Kunz, Ende Dezember 2008

Das Buch ist zeitlos und seine Wirkung nachhaltig. Die Öffnung für die geistige Welt wird für den, der sich einlässt, immer selbstverständlicher, und die Seele empfängt Nahrung in Hülle und Fülle. Wolf-Dieter Storl ist ein großer Wegbereiter, und seine Zeit ist gekommen; er begeistert Jung und Alt.

Für seinen Forschergeist, für sein Wirken und nicht zuletzt für das Erleben seines ausgeglichenen Wesens, für die Freundschaft, möchte ich ihm von Herzen danken.

Rébecca Kunz, Ende September 2020

Wir sind ein Teil des Ganzen

Wolf-Dieter Storl, Sie kommen gerade von einem Seminar, das Sie in der Nähe von Basel gegeben haben. Wie können wir uns das vorstellen?
»Wenn du etwas vom Bambus willst, dann gehe zum Bambus«, sagte Basho, der Haiku-Dichter. In den Seminaren gehen wir immer nach draußen. Wenn wir unterwegs sind, lassen wir uns von den Pflanzen selbst führen; einige sprechen einen an, einige halten einen an, jemand bleibt stehen, plötzlich bleibt die ganze Gruppe stehen … Und das Schauen wird tiefer und tiefer. Prinzipiell sind dies zugängliche Welten, die uns im Alltag aber oft verschlossen sind.

Gibt es Möglichkeiten, sich selbst einzustimmen, damit uns diese Welten zugänglicher werden?
Ja. Diese Welten sind zwar immer da, aber wir sind meistens zu beschäftigt und sind selten im Hier und Jetzt. Wir überlegen uns dauernd, was wir noch zu tun haben oder ob wir zum Beispiel etwas falsch gemacht haben. Wir sind nie ganz da, sondern gedanklich meistens in der Zukunft oder in der Vergangenheit. Sind wir jedoch ganz präsent, dann zeigen sich diese Welten unvermittelt. Es kann auch nur ein Wasser-

tropfen sein, der uns einlädt zu schauen. Ganz besonders ist natürlich der Moment, wenn eine Blüte sich öffnet.

Zwischendurch in der Hektik des Lebens innehalten, das ist kein langer Prozess. Wir können auch nur wenige Sekunden in die Zeitlosigkeit eintauchen und das Wunder darin sehen, um dann wieder aufzutauchen und in der alltäglichen Welt zu funktionieren. Und plötzlich sehen wir die Götter – in einem Menschen, in der Aura eines Menschen oder in einem Tier. Das kann sogar in einer kleinen Ameise sein.

Das mutet fast wie im Märchen an – das Göttliche sehen wir ja nicht materiell. Sind das einfach Stimmungen und Resonanzen, die da wahrgenommen werden?

Das Problem ist, dass wir häufig an den Worten hängen bleiben. Die Sprache ist zwar ein Werkzeug des Geistes, sie ist jedoch oft sehr beschränkt. Wenn wir von Elfen sprechen, entwickeln wir Kitschvorstellungen von Elfchen mit Libellenflügeln. Zutiefst geht es jedoch um die Wahrnehmung der Seele von wirklich vorhandenen Wesen, von ätherischen Lebenskräften und von Beseeltem.

Die moderne Welt geht aber von einer rein materialistischen Grundlage aus.

Sie geht von Energie und Masse aus – das ist die Wirklichkeit. Intelligenz oder Gefühle werden als Epiphänomene betrachtet; dennoch gehören sie zum Sein, zum Bewusstsein, genauso wie Energie und Masse. Auch wenn es märchenhaft klingt – wir leben tatsächlich in einer märchenhaften Welt! Wir leben in einer Zauberwelt. Wir leben in einer wunderbar magischen Welt, und wir können diesen Zugang wiederfinden.

Märchen sind nicht einfach Aberglaube oder psychologische Projektion. Wir leben in einer beseelten Welt. Das Wort Märchen finde ich ganz wunderbar. Es bedeutet Mär, eine Botschaft aus anderen Dimensionen. Sie sind existent, wir nehmen sie jedoch meist nicht wahr. Wenn Schamanen in die Natur gehen und mit ihrer Seele bewusst und wach diese Welten erleben – wie können sie davon reden, wie können sie das Geschaute den Menschen mitteilen, den Menschen, die so ganz und gar in ihren Problemen und Projektionen gefangen sind? Sie müssen Worte und Bilder finden, die märchenhaft klingen. Es sind jedoch wahre Botschaften von anderen Dimensionen. Die meisten kennen das Weihnachtslied »Vom Himmel hoch, da komm ich her, ich bring euch gute neue Mär«. Dem Autor Martin Luther lag es sehr fern zu sagen, es sei nur ein Märchen. Es sind Botschaften aus transzendenten Welten – die nicht weit weg, sondern immer da sind. Ein Märchen ist eine Kunde davon.

Sie sagen, diese Welten seien nicht weit weg. Trotzdem fühlen sich heute viele Menschen getrennt davon. Dieses schwer zu ertragende Gefühl innerer Isolation ist heute ein großes Problem, insbesondere in den Industriestaaten.

»Getrenntsein« ist der Ursprung des Wortes Sünde. Sünde bedeutet nicht, jemand hat etwas Böses getan und nun muss er sich schuldig fühlen. Sünde heißt: Man ist abgesondert. Ab-sondern. Das Teilhaben an dem, was zutiefst zu uns gehört, ist derart stark abhandengekommen, dass einige gar nicht mehr wissen, dass es einen anderen Bewusstseinszustand gibt. Oder sie leugnen es und sagen, ach, das ist Quatsch, Aberglaube. Sie leben dann in einer Art Verzweiflung. Übrigens, Verzweiflung ist auch ein interessantes Wort, bedeutet es doch zweigeteilt. Es meint genau das: Nicht mehr ganz, nicht mehr heil sein.

Dann ist die einzige wirkliche Sünde, die wir uns aufladen können, die des Abgetrenntseins von der Natur?

Das Erleben des Zustands von Abgetrenntsein gehört auch zum Ganzen. In Indien habe ich sehr viel gelernt. Es hat mich über zahlreiche Vorstellungen, die ich in der Jugend in der Kirche hörte, hinausgehoben. Es heißt in Indien, dass Shiva, das Sein selbst, das Universum auf dem Weltenberg meditiert. Seine Meditation soll so wunderbar und stark sein, dass er sich in der Meditation verliert: Er springt hinein. Er wird zur Ameise, zum Baum, zum Menschen ... Er lebt sich in all diesen Formen aus. Im Abenteuer, in der Ekstase dieses Erlebens vergisst Shiva sein wahres Selbst. Der ganze Prozess, den wir Evolution oder Entwicklung nennen, ist das Zurückfinden dieser kleinen »Selbste«, dieser Teile, zum eigentlichen Selbst, zum Ganzen. Also ist auch die Absonderung Teil des ganzen Wunders oder des göttlichen Spiels. In Indien wird dieses Spiel Gottes »Lila« genannt. Es ist wie ein Kinderspiel. Man spielt Monster oder Fangen. Und wenn das Spiel fertig ist, sagen die Kinder: »Was machen wir jetzt? Ach, fangen wir das Spiel nochmals von vorne an ...«

Uns Erwachsenen geht jedoch das Spielerische im Laufe des Lebens manchmal verloren.

Auch dass man vergisst, gehört zum Spiel. Es ist das Bild des göttlichen Narren, der nicht mehr weiß, was er tut – so sind wir alle, das sind wir selbst. *Tat twam asi*, »das bist du«. Wir tragen alle eine tiefe Sehnsucht nach Ganzheit in uns – diese lässt uns dann auf die Suche gehen. Dies ist ein ganz natürlicher Vorgang. So natürlich wie das Wasser, das vom Himmel fällt, Bäche bildet und die Bäche zu Flüssen werden und diese wieder ins Meer zurückfließen.

In unserem Leben geht es sicher auch darum, diese Sehnsucht zu spüren und ihr zu folgen. Selbsterkenntnis ist dabei wichtig. Die Natur gibt uns dabei viele Hilfestellungen.

Gott und das wahre Selbst ist das Gleiche. Die Natur ist immer eine Hilfe, dies zu erkennen. Insbesondere die Pflanzen sind nicht getrennt von der Ganzheit. Tiere sind etwas stärker getrennt, doch sie leben noch in der Traumzeit. Wenn Hunde daliegen und schlafen, ist ihre Seele in der Traumzeit. Wenn der Bär in der Höhle seinen Winterschlaf hält, befindet er sich im Himmel oder, wie man früher sagte, im Reich der Holle. Im Märchen von Rosenrot und Schneeweißchen wird das schön erzählt mit dem Bären, der den Winter dort verbringt. Bei der Holle sind die Göttinnen in dreifacher Gestalt: Schneeweißchen, Rosenrot und die Alte. Das entspricht der weißen, roten und schwarzen Göttin, die eigentlich eins sind. Der in einen Bären verwandelte Prinz träumt in der Höhle, bis er im Frühling wieder hinausgeht.

Wenn Tiere schlafen, sind sie in der Ganzheit. Sind Tiere weise?

Tiere sind sehr verbunden mit der großen Natur, deswegen sagen die Indianer: Tiere sind weiser als Menschen.

Demzufolge können Tiere auch unsere Lehrer sein. Sie sind äußerst geduldige Lehrer, und sie nehmen sehr viel auf sich. Jemand sagte einmal: Es wird ganze Zeitalter der Liebe bedürfen, um all das wiedergutzumachen, was uns die Tiere schon gegeben haben, was sie durch uns erlitten und erduldet haben.

Wenn Tiere krank sind, gehen sie gezielt zu gewissen Pflanzen. Auf diese Weise haben die Menschen die Heilpflanzen kennengelernt – sie stimmten sich wie die Tiere ein. Tiere haben sehr gute Sinnesorgane, die Instinkte sind intakt. Tiere wissen instinktiv, was sie brauchen. Die Naturvölker schauen zum Beispiel bei den Bären, was sie fressen, und benutzen dann diese Pflanzen als Heilpflanzen. Menschen haben auch ein bisschen Gespür dafür. Bei den Kräuterseminaren oder Kräuterwanderungen lasse ich die Leute erst einmal eine Pflanze kosten – eine Pflanze, die ich kenne und die sie oft nicht kennen. Dann sage ich: »Schau doch mal, welche Organe sie zu berühren scheint, was für Energien sie auslöst.« Meistens spüren die Menschen etwas. Es fließt ein Strom zur Leber, die Verdauung wird angeregt, oder man spürt, dass die Energie zum Kopf wandert. Wir Menschen haben noch ansatzweise diese Zugänge, die dem Tier instinktiv zur Verfügung stehen.

Pflanzen sind nicht getrennt, sie sind in der Ganzheit. Können sie deshalb gut heilen?

Die Pflanzen sind noch ganz und gar mit der Ganzheit verbunden, weitaus mehr als die Tiere. Sie sind völlig makrokosmisch. Mit ihren Wurzeln nehmen sie die Erdenergien auf und mit den Blättern das Licht. Sie sind ganzheitlich heil und können deswegen gut heilen: Sie lassen uns teilhaben an ihrem Heil.

Sehen Pflanzen krank aus, ist das nur eine Spiegelung der Umwelt oder es ist der natürliche Gang aller Dinge, die sie verkörpern. Alles, was sich verkörpert, entkörpert sich auch wieder. Im Herbst, mit abnehmender Sonne, nehmen die ätherischen Kräfte ab; die Pflanzen beginnen zu welken. Sie hinterlassen Samen. Immer wieder gibt es Menschen, die sehr erschrecken, wenn Pflanzen sterben. Doch alles, was entsteht, vergeht wieder. Und entsteht wieder. Das ist der Lauf der Dinge.

Pflanzen sterben aber auch aus, und das viel schneller als früher. Die Menschen roden die Urwälder usw.

Das geschieht tatsächlich, wie in einer Zerstörungswut oder in einem Wahn. Leben als solches ist jedoch nicht ausrottbar. Es gab in der Geschichte Zeiten, in denen es die Pflanzen sehr schwer hatten, und dann gab es wieder Zeiten, in denen es leichter war für sie. Lokal gesehen: In der letzten Eiszeit waren keine Pflanzen mehr hier, es war »Tabula rasa«. Wir sind heute noch immer in einer nacheiszeitlichen Phase, in der die Pflanzen zu uns zurückkehren.

Natürlich sollten wir sorgfältiger mit den Pflanzen umgehen! Pflanzen sollten wir nicht nur als Materie betrachten. Und Bäume sind nicht nur Holz, geschweige denn etwas, was aus dem Weg muss, damit Plantagen für Biosprit angebaut werden können. Wenn wir Pflanzen in ihrem Wesen erkennen und anerkennen, dann können wir derartige Dinge gar nicht mehr tun. Es hat viel mit Selbsterkenntnis zu tun. Erkennen wir uns selbst, können wir nicht mehr so verantwortungslos wie bisher mit der Mitwelt umgehen.

Pflanzen können uns bei der Selbsterkenntnis helfen.
Pflanzen wachsen in zwei Richtungen, sie sind mit der Erde und dem Himmel verbunden – aufgespannt im Göttlichen.
Die Pflanzen stehen in umgekehrtem Verhältnis zum Kosmos wie die Menschen. Die Wurzeln in der Erde entsprechen dem Kopf, die Fortpflanzungsorgane sind der Sonne entgegengestreckt. Beim Menschen ist es umgekehrt, und so erleben wir uns als abgesonderte Individuen. Pflanzen erfahren sich wohl nicht als Individuen. Die Tiere stehen in etwa dazwischen.

Aufgrund unserer individuellen Wahrnehmung erleben wir uns als Egos. Viele Religionen versuchen, das Ego auszulöschen, doch es gäbe keine Manifestation ohne Ego. Das Göttliche braucht das Ego, um sich in vielfältiger Weise zu manifestieren. In die Zukunft planen oder in die Vergangenheit schauen – dazu braucht es ein Ego.

Was meint Shiva zum Ego?
Nehmen wir das Bild vom tanzenden Shiva: In der einen Hand hält er das Feuer der Zerstörung, in der anderen Hand die Trommel, welche die Schöpfung bringt. Einen Fuß hat er auf einem hässlichen Zwerg, und ein Fuß ist angehoben. Shiva zeigt auf den gehobenen Fuß, den Fuß der Leichtigkeit. Dabei hat er eine Handfläche wie zum Segnen ausgestreckt, so als würde er sagen: Keine Sorge, es ist alles noch im Lot. Jedoch steht der eine Fuß auf dem Zwerg – dieser Zwerg verkörpert das Ego. Ohne dieses Ego könnte die göttliche Manifestation nicht bewusst werden, sie könnte nicht stattfinden. Deswegen hat auch das Ego seinen Platz im Sein. Ohne Ego wäre keine bewusste Transzendenz möglich. Es wäre kosmische Stille – alles wäre erfüllt. Und dann würde das Spiel von vorne beginnen.

Zurück zum »Erkenne dich selbst in der Natur«: Wenn wir auf einem Spaziergang anhalten und einfach schauen, dann kann sich etwas öffnen. Wie gelingt das?
Es gibt verschiedene Techniken, die mehr oder weniger gut sind. Ich glaube kaum, dass wir eine Öffnung erzwingen können. Wir können höchstens darum bitten. Von den Indianern habe ich gelernt, dass es die Naturwesen selbst sind, die einen anhalten. Es ist eine Erfahrung der Gnade. Manche Menschen können diese Erfahrung nicht machen, sie sind zu sehr verwoben in der Jagd nach Geld, Macht, Sex, was auch immer. Ihnen gelingt es nicht, innezuhalten. Doch plötzlich werden sie angehalten, zum Beispiel durch einen Unfall, eine Krankheit, durch das Burn-out-Syndrom oder durch einen Verlust ... Das Leben bietet immer wieder Gelegenheiten, innezuhalten.

Als ich einst mit den Indianern in die Berge ging, hielten wir immer wieder an und schauten einfach. Es ist wie ein Hineintreten in einen sakralen Raum. Sie sagten: »Nicht du bist es, der anhält. Die Pflanzen halten dich an, sie holen dich.« Für diese Indianer ist die geistige Welt ganz und gar präsent, und wir können teilnehmen an dieser Ekstase. Wir werden angehalten und haben einen Einblick in die Ewigkeit. Das Zeitgefühl, wie wir es im Alltag kennen, ist praktisch nicht mehr vorhanden.

Ist dies ein Schauen im übergeordneten Sinne, ein Teilnehmen an etwas Größerem?
Ja. Es gibt dafür den Begriff Satori. Ich erlebe das stets als Gnadenakt.

Heute früh war ich auf einem kurzen Spaziergang, da sah ich eine Nachtkerze am Wegrand. Obwohl es regnete, trug sie eine in der letzten Nacht aufgeblühte Blüte voller Tautropfen.

Ich dachte: Wie sehen denn die Staubblätter dieser Pflanze aus? Das müsste ich doch wissen ... Ich schaute sie an und dann – oh, ein Staunen. Diese Tautropfen, wie wunderbar! Es war ein Hineintauchen in das Wunder, in dem wir leben. Blumen, Blüten sind schöne Tore dazu.

Wenn alles rundum blüht, dann fühlen auch wir uns beseelter, lebendiger ... auch hier ein Spiegel.

In der Blüte ist es so, als berühre die Pflanzenseele ihren Körper. Die Pflanzenseele ist makrokosmisch, sie ist also nicht in der Pflanze drin in dem Sinne, wie die Seele in unserem menschlichen Körper inkarniert ist. Die Seele der Pflanze ist mehr gegen außen gerichtet, sie ist weit weg. Mit der Blüte beginnt für die Pflanzenseele die Verkörperung. Würde sich die Pflanze noch mehr verkörpern, dann wären die Düfte noch stärker, die Schlünde noch tiefer. Wenn nun diese Pflanzenseele ihren Körper berührt, blüht der Körper auf; er verliert partiell das Grün und nimmt Farbe und Duft an. Sogar der Stoffwechsel ändert sich, es wird wärmer in der Blüte. Das sind alles Eigenschaften der Seele: Farbe, Duft, Wärme. Deshalb erkennt unsere Seele in der Blüte etwas Seelisches. Eine Resonanz entsteht, Seelisches spricht Seelisches an. Wir können deswegen unsere Gefühle sehr gut mit Blumen ausdrücken. Blumenseelen sind rein und kosmisch, sie sind nicht abgesondert vom großen Geist – oder wie immer man den Urgrund nennen mag.

Seelisch bewegt werden und seelisch bewegen, das gelingt mit Blumen sehr gut.

Wir pflücken Blumen, die uns entsprechen, und damit möchten wir einem lieben Menschen eine Freude machen, als

Ausdruck der Seele. Immer wenn wir seelisch bewegt werden, spielen Pflanzen eine Rolle. Auch bei Beerdigungen: Meist verwenden wir da weiße Blumen, die Farbe des Jenseits. Weiß ist traditionell eine Geisterfarbe.

Fürchte dich nicht

Es gibt Menschen, die behaupten, Pflanzen würden schreien, wenn wir sie pflücken.

Das ist Unsinn. Das würde bedeuten, jede Kuh ist eine Mörderin, und jedes Kind, das Gänseblümchen pflückt, ist brutal. Diese Vorstellungen beziehen sich auf Experimente von Cleve Baxter. Er hatte vor einigen Jahren einen Polygrafen, also einen Lügendetektor, an einen Drachenbaum angeschlossen. Dann manipulierte er diese zähe Pflanze, unter anderem mit heißem Wasser – da reagierte die Pflanze natürlich. Interessanterweise reagieren Pflanzen weniger auf das physische Eingreifen als vielmehr auf die Absicht, die dahinter ist. Zumal Pflanzen nicht derart in ihren Körper inkarniert sind wie wir, sondern ihre Seele frei und schwebend ist, können sie unsere Intentionen und Gefühle wahrnehmen.

Deshalb merken es Pflanzen auch, ob wir sie mögen?

Pflanzen wachsen deutlich besser, wenn wir sie gernhaben. Ich kenne einen englischen Gärtner, der die Borretschpflanze sehr liebt; bei ihm sind die Borretschstängel so dick wie Arme und zwei Meter hoch. Früher hieß es, dass dort, wo die Menschen ehrlich und ordentlich seien, die Pflanzen besser gedeihen als an Orten, wo die Menschen bösartig und zerstritten seien.

Ich konnte das einmal deutlich in England erleben. Das Gras um ein Haus war verdorrt, ein Baum war tot. Im Haus erblickte ich einen Satansaltar, und unter den Bewohnern herrschte eine sehr raue Sprache. Hier war die Reaktion der Pflanzen ums Haus ein deutlicher Spiegel davon, was sich im Inneren des Hauses abspielte.

Das heißt, wenn wir eine Nahrungspflanze oder eine Heilpflanze in guter Absicht ernten oder pflücken, ist das in Ordnung. Und wenn eine Kuh Gras frisst, leidet das Gras nicht.

Im Gegenteil, es freut das Gras ausgesprochen! Pflanzen stehen mit dem Sonnenlicht und dem von Mikroorganismen, Pilzen und Tieren produzierten Kohlenstoffdioxid und Wasser endlose Energiequellen zur Verfügung. Pflanzen produzieren eine unendlich große Biomasse. Gäbe es keine Tiere, die davon fressen würden, oder Pilze und Mikroben, die das wieder abbauen würden, würde die Erde ersticken. Wir und die Tiere sind prädestiniert, Pflanzen zu essen; die Pflanzen geben sich, sie schenken sich. Deshalb werden in den Veden die Pflanzen auch »Mütter« genannt: »Ehren will ich euch, ihr Pflanzen, entstanden drei Weltalter vor den Göttern, Mütter seid ihr.«

Dennoch leiden viele Menschen daran, dass sie sich in einem Mangelgefühl, einem inneren Hungergefühl befinden – und dies in einer übersättigten Gesellschaft.

Es ist das Problem des »Abgekapseltseins im Ego«, des Nichtverbundenseins. Das Ego ist nie satt, es ist immer im Mangelgefühl. Auch wenn sich viele Egos zusammenschließen in einer Kirche, in einem Verein – der Mangel bleibt. Die ganze Konsumgesellschaft basiert auf unzufriedenen Egos. Wäre das nicht so, würde eine ganz andere Wirtschaft existieren, denn sie baut auf diesen subjektiven Mangelgefühlen auf. Das Ego sagt, dass es nicht schön und klug sei und deshalb dies und jenes brauche. Doch es kann nie satt werden. Erkennen wir das nicht, werden wir sehr destruktiv. Der Mangel wird mit einem tollen Auto, mit teuren Kleidern und anderem kompensiert.

Die Natur jedoch ist heil. Deshalb kann ein Hineingehen in die Natur eine wirklich heilende, echt sättigende Wirkung auf uns haben. Sie lässt uns wieder teilhaben am Ganzen. In dem Sinne sind Tiere und Pflanzen Lehrer für die Menschen.

Unser Tun, wenn es nur aus dem Verstand kommt, ist oft ein Reagieren und Manipulieren. Kurzfristig bringt es vermeintlich Lösungen, langfristig ist es oft zerstörerisch.

Also täten wir gut daran, uns vermehrt auf die Gesetze der Natur zu besinnen?

Die Weisen lehren uns: Ein einfacheres Leben ist ein besseres Leben. Viele reiche, äußerlich erfolgreiche Menschen sind zuinnerst nicht glücklich. Sie sehnen sich bewusst oder unbewusst nach einem natürlichen Leben in Einfachheit und Schlichtheit. Und nach einer gewissen Ordnung. Die Natur ist ordnend, sie ist im Einklang mit den kosmischen Rhythmen. Sie folgt dem Lauf der Sonne, dem Gang des Mondes und den Bewegungen der Sterne. Die Natur ist Musik, sie wird auch als Harmonie der Sphären bezeichnet. Natur ist Ordnung.

Ein Garten kann schön sein. Doch wer die Natur ohne menschliche Eingriffe kennt, die Wildnis, der ist überwältigt!

Ich habe in Nordamerika, unter anderem in den Rocky Mountains, zum Teil auch im Himalaja, reine Natur gesehen – man kann nichts verbessern. Das ist sehr inspirierend. Die Seele kommt in eine höhere Schwingung. Ganz in der Natur sind wir näher bei uns selbst. Wir erkennen mehr, wer wir sind und was mit uns gemeint ist in diesem Leben. Erkennen hat mit innerer Ordnung und der daraus erwachsenden Klarheit im Leben zu tun.

Wieso meint zumindest der westliche Mensch, dass die Natur chaotisch, bedrohlich und ungeordnet ist?
Oft werden diese Ängste in der Kindheit geschürt. Wenn ein Kind im Wald Erdbeeren sieht und sie pflücken möchte und die Mutter hat Angst wegen des Fuchsbandwurms, dann schreit sie: »Nein!« Solche Erlebnisse haben lang anhaltende Wirkung. Dabei ist Fuchsbandwurmbefall extrem selten und stellt praktisch keine Gefahr dar.

Einmal wurde ich in Oregon sogar während einer Vorlesung gerufen. Die Sekretärin kam hereingestürzt und rief: »Der Chefarzt ist am Telefon!« Er hatte ein Kind in der Notfallaufnahme, es hatte unbemerkt Beeren gegessen. Daraufhin wurde ihm der Magen ausgepumpt. Die Eltern und der Arzt waren sehr besorgt und wollten von mir wissen, was das für Beeren waren. Wie sich herausstellte, stammten die lachsfarbenen Beeren von einem Busch, der hinter dem Haus wuchs. Es handelte sich um Manzanita, ein Hauptnahrungsmittel der einst dort lebenden Indianer. Die Beeren schmecken gut, sie sind süß und vitaminreich. Nun, dieses Kind wird nicht so schnell wieder einen normalen Zugang zur Natur haben.

Der Mensch möchte die Natur unter Kontrolle bekommen, er wittert überall Katastrophen und hat Angst: vor Giftpflanzen, Schlangen, Meteoriten und anderem. Viele Amerikaner haben Angst vor der Natur, weil sie einem anderen Kontinent entstammen und die Pflanzen und Tiere oft nicht seit vielen Generationen kennen wie wir hier. Sie haben eine Angst-Mythologie aufgebaut; wenn sie etwas nicht kennen, ist es zuerst einmal bedrohlich. Folgender bekannte Cowboy-Spruch passt hierzu: Shoot first – ask questions later.

Aber es gibt tatsächlich Naturkatastrophen; früher sind beispielsweise die Menschen nicht freiwillig in die Berge gegangen.
Man hatte Respekt. Die Berge waren die Plätze der Götter. Die ersten Bergsteiger waren britische Aristokraten. Das hat kulturelle Wurzeln. In England fand die industrielle Revolution zuerst statt. Die Menschen kamen vom ländlichen Leben in die Maschinenrhythmen hinein. Das Empirische hatte Vormarsch, und die Natur wurde entmythologisiert. Geister und Götter kann man nicht ausstopfen, präparieren und ins Museum stellen. Also existieren sie nicht.

Die wilde Natur wurde demzufolge erobert, damit fand aber auch eine Entfremdung, eine Distanzierung zu ihr statt. Und somit auch eine Distanzierung zur eigenen Seele.
Meiner Meinung nach geht es auch um eine fehlgeleitete Vorstellung von Sexualität. Die Entfremdung zur Natur – die immer weiblich gedacht wurde – war mit eine Folge der damals wütenden Syphilis. Jungfräulich ist die Natur im Frühling, und mütterlich ist sie als jene, die alle nährt. Ob man das nun als Maria betrachtet hat oder wie die Kelten als eine Göttin der Trinität, der dreifachen Gestalt, oder bei den Alchemisten als die Sophia: Die Natur wurde, nachdem die Syphilis von den

Entdeckern nach Europa eingeschleppt worden war, suspekt und gefährlich – wie eine Frau, bei der man nicht wusste, ob sie diese Krankheit hatte oder nicht. Deshalb wurden in dieser Zeit vermehrt Besteck zum Essen und Instrumente für wissenschaftliche Zwecke erfunden: Sie schaffen Distanz zum Gegenstand.

In jener Zeit wurde auch begonnen, die objektive Wissenschaft zu formulieren, zum Beispiel von Francis Bacon (1561–1626), der als Begründer der Experimentalwissenschaft gilt. Es wurde üblich, lebendige Tiere aufzuschneiden und hineinzuschauen. Dies nicht mitfühlend und sich hineinversetzend, sondern klar das Gegenteil: objektivierend.

Auf diese Weise trat man nun der Natur entgegen und ebenso als Eroberer fremder Völker.

Fremde Völker wurden mit der gleichen Einstellung erobert und ausgebeutet. Ihnen wurde der »wahre Glaube« aufgezwungen, und sie wurden von Götzen und Aberglauben »befreit«. Dies mit der Sichtweise: Wir wissen es und geben es euch. Die Berge wurden damals und zum Teil noch heute in dieser Einstellung des Bezwingens erobert. Allein schon die Worte!

Eine alternative Vorgehensweise zeigt der Bergsteiger Reinhold Messner. Er stimmt sich auf das Mysterium des Berges ein. Das zeugt bereits von einer ganz anderen Einstellung. Er wurde einmal von der chinesischen Regierung gefragt, ob er den heiligen Berg Kailash besteigen würde. Für Millionen von Menschen in Asien bedeutet dieser Berg den Nabel der Welt, das Herz Buddhas oder Sitz der Götter. Reinhold Messner verneinte, weil es seiner Meinung nach einer Profanisierung gleichkäme, diesen heiligen Berg zu erklimmen.

Am Rande Midgards

Ich bin sehr gerne in den Bergen. In unberührten Gegenden komme ich in eine »heilige« Stimmung. Womit hat das zu tun?
Schon die Höhenluft führt einen aus dem Alltag hinaus. Ebenso die riesigen geologischen Dimensionen. Die Alltagswelt relativiert sich. Man kommt an den Rand von Midgard, wie sie früher genannt wurde. Die menschliche Welt, in der wir mit Tieren, Wald und Äckern leben, das ist Midgard, der Garten in der Mitte. Und am Rande geht es hinein in die Götter- und Riesenwelt, in die Welt der mythologischen Wesen.

Wo spüren Sie das am stärksten?
Ich spüre das in den Bergen stark, aber auch am Meer, wenn es stürmt. Manche Menschen spüren es in Höhlen, andere beim Fliegen.

Am Rande menschlicher Besiedlungen kommen wir in Berührung mit geistigen Wesenheiten, mit diesen Kräften, die da sind. Die wilde Jagd, die mit den Herbststürmen übers Land fegt, da reitet Wodan und das Heer der Toten durch den Himmel oder die Diana oder die Holle übers Land. Wenn der Frühling kommt, ziehen sie sich zurück. Sie gehen dann hoch hinauf in die Berge. Dazu eine Geschichte:

Ich wanderte einmal mit einem meiner Hunde vom Allgäu via Bodensee auf den Säntis. Hoch oben, direkt unterhalb der Spitze des Säntis, befindet sich ein Gletscher. Ich habe von diesem Gletscherwasser getrunken und wusste, dass dieses Wasser etwa zehntausend Jahre alt ist. Mein Hund trank nicht von diesem Wasser. Dort oben gibt es nur Fels und Stein. Es herrscht eine stille, starke, ganz ursprüngliche Atmosphäre.

Aus dem gleichen Grund gehe ich manchmal nachts in den Wald; die Wahrnehmung ist viel intensiver, weil keine anderen Menschen da sind, die ständig Gedanken ausstrahlen oder unruhig sind.

Am Abend auf dem Säntis rollte ich meinen Schlafsack aus, es war ein herrlicher Sternenhimmel. Der Mars war ganz stark und rückläufig in einem Feuerzeichen. Dann sah ich ein Wölkchen am Himmel, das sehr schnell größer wurde. Schließlich kam Hagel und Wind auf. Und plötzlich hörte ich in der Dunkelheit Rufe, ja, ein ganzes Stimmengewirr. Dann hörte ich einen Hund wie in Todesangst heulen. Mein Hund hörte das auch. Er schaute mich an und bellte einige Male.

Das Stimmengewirr – waren das echte menschliche Stimmen?

Ich wusste im Moment nicht, ob das übersinnliche Stimmen oder echte, sinnliche Stimmen waren, vielleicht von Wanderern, die sich verirrt hatten. Aber es war überhaupt niemand da. Ich konnte nun nicht mehr unterscheiden zwischen innerer und äußerer Wahrnehmung. Der Sturm war sehr wild und eiskalt, der Hagelregen prasselte. Doch so rasch, wie das Unwetter gekommen war, so rasch verzog es sich, und der Sternenhimmel war wieder so klar wie zuvor.

Das muss die wilde Jagd gewesen sein. Ich habe sie genau

so erlebt, wie die Sennen ab und zu darüber erzählen. Nun wusste ich, dass es diese Erlebnisse am Rande Midgards tatsächlich gibt.

In solchen Situationen wähnt man sich in einer anderen Welt.
Die Luft ist dünn, man ist allein, und die Wahrnehmung ändert sich.

Ich hatte auch sehr eindrückliche Erlebnisse in den Rocky Mountains. Dort gibt es unter anderem Elche, Hirsche und Bären. Weit oben wachsen Polsterpflanzen wie in der Tundra. Wenn sie blühen, sieht es aus wie ein Perserteppich. Und plötzlich stand eine schneeweiße, wilde, gehörnte Ziege, eine nordamerikanische Schneeziege, vor mir und schaute mich reglos an. Ich war wirklich in einer anderen Welt.

Was bewirkt das in Ihnen?
Nur Staunen. Vom Wunder überwältigt. Das Denken hört auf, man ist in der reinen Präsenz. Ich wurde wie von Gottheiten berührt. Später dachte ich: Wer schaut mich da an? Es war der Geist des Berges selbst, wurde mir klar. Er geht in dieses Tier hinein und schaut, wer diesen heiligen Boden betritt. Der Geist kommt ganz nah und schaut. Das ist mir schon oft passiert. Manchmal ist es auch ein Adler, der ganz nah heranfliegt, und ich sehe auch in ihm den Geist des Berges.

Ist für Sie auch ein Berg ein Wesen?
Auf eine gewisse Weise, ja. Für mich ist jeder Berg eine Persönlichkeit. Doch wie bei Pflanzen ist der Geist nicht darin gefangen, vielmehr lebt er in der Nähe des Berges. Er ist so-

zusagen das Bewusstsein des Berges. Mit Handy und Musik ausgerüstet und dauernd in die Wanderkarte schauend, erkennen wir das natürlich nicht. Sind wir jedoch offen, staunend und meditativ unterwegs, begibt sich dieser Berggeist in ein Tier. Zum Beispiel in einen Adler. Er fliegt und schaut in diesem Tier, durch dieses Tier; das sind seine Sinne. Das kann in ganz verschiedenen Tieren sein.

Solche intensiven Erlebnisse berühren und heilen unsere Seele.
Innerlich bewegt ein solches Erlebnis sehr. Äußerlich ist man fast überwältigt und kann sich kaum rühren. Der Alltag hört in einem gewissen Sinne auf; es ist eine transzendente Erfahrung. Doch sie ist ganz und gar Teil dieser Welt, Teil der Natur. Es ist nicht nur eine Vorstellung wie in einer geführten Meditation. Es ist ein Schauen, ein Wahrnehmen, ein Erlebnis der Heiligkeit. Es berührt. Das ist immer heilend, das Heile in uns kommt in Resonanz. Deshalb sind die Erlebnisse am Rande Midgards, die Erlebnisse in der Natur allgemein, heilend. Zeit für Angst bleibt kaum.

Es gibt jedoch auch Leute, für die eine solche Begegnung bedrohlich ist. Sie haben Angst und zeigen eine Reaktion – zum Beispiel nehmen sie ihr Gewehr zur Hand.

Die Besiedlung des Gletschervorfelds durch Pionierpflanzen fasziniert mich enorm. Was das wohl mit meinem Innenleben zu tun hat?
Um geheilt zu werden, gehen wir immer wieder zu den Ursprüngen zurück. Bei freigelegten Gletschern kommt urtümliches Gestein zum Vorschein. Hier beginnt das Leben langsam zu gedeihen. Leben gehört zum Sein, auch wenn wir das

nicht immer glauben können. Es fängt an wie ein Wunder. Sogar entlegene Vulkaninseln beginnen plötzlich zu grünen, das geht sehr schnell.

Leben gehört zum Sein – auch an Orten ehemaliger Vergletscherung. Das hört sich gut an, auch im übertragenen Sinne.
Bei einem sich zurückziehenden Gletscher spielt sich vor unseren Augen die ganze Evolution im »Schnellzugtempo« ab. Es beginnt mit einer symbiotischen Kombination von Pilz und Algen, also mit Flechten. Diese siedeln sich auf blankem Stein an. Der Pilz schützt mit seiner Epidermis die Alge vor dem Austrocknen und bezieht dafür von der Alge den durch das Sonnenlicht synthetisierten Zucker. Der Pilz holt sich die Mineralien aus dem Stein, dieser zerbröselt etwas dabei – und schon ist Platz geschaffen für ein paar Moose. Mit zunehmender Humusbildung können sich auch Farne und höhere Pflanzen ansiedeln. So haben wir nochmals die ganze Evolution »in klein« vor uns, beginnend mit den einfachen, hin zu den komplizierteren Arten. Später kommen die Tiere dazu: Insekten, kleine Molche oder Echsen. Sie wirken für diese Pflanzen wie ein nach außen verlegtes Drüsensystem. Mit ihren Ausscheidungen bringen auch sie die Lebensprozesse weiter in Gang. Die ganze Evolution ist vor uns – wie ein Heilungsprozess.

Auch in Steinbrüchen erleben wir das. Wird Gestein entnommen, beginnt die Belebung mit etwas Schleim in den Pfützen, dann kommen die ersten Pionierpflanzen, später kommen Lurche und Insekten und bald die Weiden. In solchen Situationen sehen wir direkt, wie natürliche Heilungsprozesse stattfinden.

Mit der Humusbildung wird ein Nährboden geschaffen.
Die meisten Menschen wissen nicht, dass der Humus ein Geschenk der Pflanzen ist. Pflanzen bereiten ihren eigenen Boden. Durch die abgestorbenen, zersetzten Teile bildet sich Humus, der dann Nährboden und Halt für die Pflanze selbst ist. Es ist ein Kreislauf des Werdens und Vergehens. Pflanzen sind letztendlich die Nahrungsgrundlage für alle höheren Lebewesen.

Die Natur ist einesteils materielle, andernteils auch seelische Nahrung für uns.

Landschaften prägen, Landschaften heilen

Sie wohnen in den Bergen. Brauchen Sie die Berge?
Ich brauche beides, die Berge und das Meer. Denn Menschen, die in den Bergen wohnen wie ich, werden mit der Zeit selbst ein wenig wie Berge, etwas zäh und hart. Das klingt sogar bis in die Sprache hinein. Das Bayrische ist eine Sprache der Berge, auch das Schweizerdeutsche. Wenn wir nach Norden schauen – je flacher die Landschaft wird, umso flacher wird auch die Sprache. Ich stamme aus Sachsen, dort ist es wellig und hügelig. Es ist eine aus dem Erzgebirge erodierte Landschaft; in den Tälern liegen die Dörfer. Die Sprache ist hier sehr melodisch – die sächsisch-thüringische Sprache ist singend. Wohl auch deshalb stammen viele Musiker aus dieser Gegend.

Die Landschaft prägt also auch die Kultur?
Ja. Die menschliche Kultur spiegelt die Natur, in der sie sich befindet. Die Natur prägt die Völker. Ich war in Südafrika. Die Buren, die Einwanderer aus Holland, sind seit vierhundert Jahren dort. Innerlich sind sie keine Holländer mehr – sie nennen sich auch Afrikaner. Auch die Amerikaner sind nicht mehr Europäer oder Afrikaner. Ich habe afroamerikanische

Freunde, und wenn sie nach Afrika zurück zu ihren Wurzeln gehen, sagen die Einwohner, sie seien keine Afrikaner, sie seien Amerikaner. Menschen werden von der Landschaft und der Kultur geprägt. Derart, dass auch die Amerikaner das Indianische zunehmend annehmen.

Nicht nur das Wasser, das wir trinken, die Nahrung, die erdmagnetischen Kräfte, denen wir ausgesetzt sind, prägen uns, sondern auch die Eindrücke, die wir aufnehmen. Das Grün der Wiesen oder die Wüste mit der Farbe des Sandes. Wir nehmen dies täglich auf, es sind Bildekräfte, Kräfte, die sich ein-bilden. Das Wort hat heute eine andere Bedeutung bekommen, aber ursprünglich hieß es beispielsweise im Mittelalter: Gott bildet sich in den Seelen der Menschen ein. Die Natur bildet sich in uns ein, sie prägt uns. Daraus entsteht eine Art Heimatgefühl.

Haben Menschen ohne Naturbezug noch ein Heimatgefühl?

Wenn man sich nur in geschlossenen Räumen aufhält und die Welt virtuell beim Fernsehen wahrnimmt oder sich nur in Großstädten bewegt, wo kaum mehr unterschieden wird zwischen Tag und Nacht, wenn man also nicht mehr in natürlichen Rhythmen lebt, hat man auch kein Gefühl für Heimat. Viele Menschen fühlen sich dann seelisch heimatlos.

Und weil zahlreiche Menschen nicht mehr in Resonanz und im Einklang mit der Natur sind, jagen sie dem Schrillen, Sensationen und Moden in großer Hast nach. Manchmal kommen Touristen aus der Stadt aufs Land, und sie können nicht schlafen, weil ihnen die Frösche zu laut sind oder weil es ihnen zu still ist. Sogar die frische Luft ist ihnen mitunter zu viel – auch das gibt's.

Sie haben gesagt, dass die Natur die Kultur prägt. Gilt das auch für Musikstile?
Die Natur spiegelt sich auch in der Musik. Die Musik spiegelt die Rhythmen der Erde und der Gesteine. Wenn wir Schweizer Volksmusik hören ... da muhen die Kühe und gackern die Hühner, vermischt mit der Schwingung der Steine und der Berge. Es gibt in Österreich den Andachtsjodel: Hier spüren wir Berge, es ist der Klang der hohen Berge. Das ist echte Volksmusik.

Und in Amerika? Was hören wir da?
Die Hillbillies, die Bewohner der Appalachen, lebten dort abgeschieden seit zweihundert oder dreihundert Jahren in ganz einfachen kleinen Holzhäusern. Etwas mehr Wohlstand bedeutete bis in die 1960er-Jahre, Tapeten im Haus zu haben. Doch die Tapeten waren aufgeklebte Zeitungen. Das Haus bestand nur aus wenigen Zimmern; man hielt ein paar Schweine und Hühner. Ganz wichtig war die »porch« vor dem Haus, die offene Veranda. Dort streckt man die Beine aus, greift zur Gitarre und nimmt im Spiel die Schwingung der Landschaft sowie das Zirpen der Grillen auf. Von dieser Gegend stammt die ursprüngliche Blue Grass Countrymusic. Die Melodien spiegeln die Landschaft wider. Die Lieder sind oft – wie in analphabetischen Gesellschaften üblich – ein Erzählen, was einmal geschah. Bei den Hillbillies kann das zum Beispiel ein Mord irgendwo sein, ein Überfall, das schwere Leben, ein Unglück ... All dies wird besungen und weitergegeben. Aber die Melodie gehört zum Land, sie wird von den Geräuschen und Stimmungen des Landes geprägt.

Was heute kommerziell im Namen dieses Musikstils geboten wird, ist meilenweit von dieser ursprünglichen Volksmusik entfernt.

Das australische Didgeridoo gehört zu den Instrumenten der Naturtonmusik.

Das Wort Didgeridoo ist kein Wort der Ureinwohner. Die Ureinwohner kannten viele Namen für ihre langen Holzflöten, am bekanntesten ist wohl der Begriff Yedaki.

Als die Siedler hörten, wie die Ureinwohner musizierten, fragten sie sich, was diese tun – und kamen auf »Didgeridoo«. Für sie hörte sich diese Musik so an, es war abschätzig gemeint. Die Musik der Aborigines ist sehr naturverbunden. Nichts wird komponiert, es werden nur die Geräusche, die Seele und die Stimmung der Natur aufgenommen und wiedergegeben. Diese Natur-Musik zeigt Mensch und Natur in Harmonie und hat deshalb etwas Heilendes. Sie wirkt wie eine Medizin, sie zentriert die Menschen.

Auf diese Weise heilt die Natur indirekt via Instrument.

Das Didgeridoo wird deshalb bei uns auch therapeutisch genutzt. Man kann das Didgeridoo auf der Bühne einsetzen als etwas Exotisches, oder man kann es spielen, indem man wirklich die Natur in sich aufnimmt. Hky Eichhorn, ein europäischer Musiker, meditiert, nimmt auf und lässt seine Erfahrungen durch das Didgeridoo klingen. Er nennt es selbst nicht Didgeridoo, sondern Windhorn. Er nimmt die Schwingung der Natur, wie er sie in unseren Breitengraden wahrnimmt, auf und gibt sie wieder. Das klingt überhaupt nicht australisch. Sonst wäre es reine Unterhaltung, etwas Abstraktes. Die Geräusche der Natur lässt er durch sich fließen, er ist leerer Kanal. Dann ist es heilend. »Das Windhorn spielt mich«, sagt er. Manchmal saugt es ihn fast aus, so viel Kraft durchströmt ihn. Das klingt dann ganz, ganz anders als in Australien – weil hier die Natur völlig anders als in Australien ist.

Er baut selbst auch Instrumente aus Agavenholz. Klangtherapeuten mögen seine Instrumente sehr.

So können Menschen durch Musik wieder mit dem Naturgeist und folglich mit sich selbst in Verbindung kommen.

Diese Musik verbindet mit der Natur, sie verbindet mit der seelischen Heimat. Diese ist nicht persönlich, vielmehr ist sie ein morphogenetisches Feld. – Vielleicht sind auch die Vorfahren dabei und helfen mit.

Für die Inder sind die Sinnesorgane verkörperte Gottheiten, welche Geschenke sind an uns zur Wahrnehmung. Wie unsere Leiblichkeit insgesamt ein Geschenk der Mutter Erde ist.

Auch Beethoven empfing seine Inspirationen in der Natur. Er komponierte seine Melodien nicht abstrakt nach Gesetzen, sondern er wanderte im Wienerwald; dort wachsen herrliche Kräuter. Wer den wunderbaren, lieblichen Wienerwald kennt, versteht, dass dessen Zauber Auswirkungen haben kann. Als ich in Wien war, wanderte ich immer in diesem Wald; ich hörte das Rauschen des Windes durch die Buchen oder die Stimmung eines Gewitters. Wenn wir Beethovens Pastorale hören, spüren wir, dass dies der Wienerwald als Klanggestalt ist: Der Wald umarmt die Stadt Wien.

Beethoven wurde taub, aber er blieb stets eingestimmt in die Natur. Wie es auch Blinde gibt, die ohne Augen »sehen« können.

Ich komme auf heilende Landschaften zurück. Neben Bergen und Meer, die auf meine Seele klärend wirken, liebe ich auch Moorlandschaften sehr. In einem Moor fühle ich mich wie verzaubert.
Um was geht es da?
Moore *sind* verzaubert. Moore sind sehr stille Orte. Ich lernte Moore schon in meiner Kindheit in Oldenburg kennen. Im Moor faszinierten mich auch die kleinen, Fleisch fressenden Pflanzen, der Sonnentau, und das kaffeebraune Wasser mit seinem eigenen Duft. Wir wurden immer zur Vorsicht gemahnt, denn im Moor sind schon Menschen versunken. Im Moor herrscht eine sehr spezielle, mystische Atmosphäre.

Als meine Frau und ich nach einem längeren Indienaufenthalt nach Europa zurückkehrten, kamen wir zuerst in die Schweiz, da haben wir Freunde. Später meldete sich meine innere Stimme und sagte mir, wir sollen nach Norddeutschland gehen. Ich rief eine entfernte Verwandte an, und sie hieß uns herzlich willkommen. Wir zogen also in den Norden. In der Stadt war es uns jedoch zu eng und zu spießig. Schließlich fanden wir im Saterland einen Ort im ostfriesischen Moor. Noch heute gibt es dort viele Moorlandschaften. Der Ort war lange sehr abgelegen, und zusammen mit vier anderen kleinen Dörfern bildet er eine Sprachinsel. Dort sprechen die Leute weder Hochdeutsch noch Plattdeutsch, sondern Friesisch. Fünf kleine Dörfer, die eine Ursprache sprechen. Sie bekamen die Reformation nicht mit, und es heißt, dass die Steuerbeamten ihren Weg meist nicht bis dorthin gefunden hätten. Sie sind wohl meistens im Moor versunken *(grinst)*; bis 1815 gab es dort keine offizielle Besteuerung.

Es heißt auch, dass dort der letzte Hexentanzplatz war: Das war ein Erlenbruch – Erlen sind Hexenbäume –, und die Hexen hätten hier noch bis ins späte Mittelalter getanzt.

Sie sind nach zwei Jahren Indien im Moor gelandet. Wohl nicht jedermanns Sache.

Genau. Es war sehr abgelegen, nirgends ein Stein, nur weiches Moor. Hinter dem kleinen Häuschen, in dem wir wohnten, war ein Fluss, die Sagter-Ems. Dieser Fluss ist dunkelbraun, er sinkt und steigt etwa eineinhalb Meter mit Ebbe und Flut, obwohl das Meer ziemlich weit weg ist. Eines Tages besuchte uns eine Freundin aus der Schweiz, die noch nie in einem Moor war. Mit dem Kanu paddelten wir mit ihr durch die Kanäle. Die Freundin wurde immer nervöser, denn diese ausschließlich weiche Welt war ein Schock für sie; der nachgebende, schwingende Boden war ihr unheimlich. Plötzlich sah sie am Rande eine gemauerte Pumpstation aus Ziegelstein. Sie sprang spontan aus dem Kanu und watete dorthin. Erleichtert lehnte sie sich gegen die Steine: »Ah, endlich etwas Solides!«

Für uns hingegen – aus Indien kommend – war das Moor wie eine sanfte, weiche Landung. Der moosige Boden gibt nach, das ist auch für die Seele ganz weich, sie eckt an nichts an.

Ein weicher Boden kann verunsichern, aber auch ein weiches »Bett« sein.

Für uns war es damals genau das, was wir brauchten. Wir waren von so weit her gekommen ... Auch waren wir ganz anders als die Einheimischen. Das Nachbardorf hatte ein öffentliches Schwimmbad, und um fit zu bleiben, ging ich ein paar Mal pro Woche dorthin zum Schwimmen. Ich hatte wohl eine derart fremde Ausstrahlung, dass die Friesen und die dort lebenden Migranten mir immer Platz ließen beim Schwimmen. Ich konnte schwimmen, wie ich wollte, egal wie viele Menschen im Bad waren – stets hatte ich genug Platz *(lacht herzlich)*.

Welche Kräfte wirken in einer Moorlandschaft?

Es sind einhüllende, schützende Kräfte. Auch beim Heizen mit Torfbriketts gibt es eine gute, behagliche Wärme. Die Präparate für den biodynamischen anthroposophischen Landbau werden nach der Herstellung in Gläser abgefüllt und in Torf eingepackt. Torf verhindert, dass sie verstrahlen. Es sind natürlich keine physikalischen Strahlen, sondern feine energetische, ätherische Strahlen. Torf dämmt, konserviert, schützt, hüllt ein und erhält so die Energie und die Schwingung der Präparate.

Wenn jemand im Moor versinkt, und das kam ja immer wieder vor, zersetzen sich diese Leichen kaum. Die Huminsäuren und der Luftabschluss wirken konservierend. Aufgrund dieser Moorleichen weiß man im Norden sehr gut, was die Dänen und andere Germanen aßen, wie sie aussahen, was für Kleidung sie trugen und wie sie ihre Haare flochten.

Wir brauchten jedenfalls diese konservierende Wirkung des Moors, als wir von Indien zurückkamen, damit wir nicht »verstrahlten«. Wer weiß, was mit uns passiert wäre, hätten wir uns in einer Großstadt wie Berlin niedergelassen. Im Moor fühlten wir uns beschützt und geborgen. Anderen kann das zu weich sein oder die Stimmung scheint vielleicht zu unheimlich.

Es ist wie in den Bergen, wo die Geistwesen fast zum Greifen nah sind. Vergleichbare Erlebnisse können wir auch im Moor haben. Es gibt Moorgeister, die sich kurzfristig in vorbeiziehendem Nebel verkörpern und sich dann wieder auflösen. Wenn im Herbst schwere Wolken übers Moor rollen und die Nebel aufsteigen, ist das mitunter gruselig und unüberblickbar.

Das kann einen auch mit eigenen dunklen Seiten konfrontieren.
Mit den eigenen Schattenaspekten durchaus. Wenn wir in das fast schwarze Wasser schauen, kann das unheimlich sein. Es ist jedoch auch eine Tatsache, dass der Moorboden sehr trügerisch ist. Zum Teil schwimmt das Moor. Wir wähnen uns auf sicherem Boden und merken plötzlich, wie wir einsinken. Außerdem verlieren wir in einem Moor sehr leicht die Orientierung und verirren uns, weil alles sehr ähnlich aussieht. Heute gibt es zwar meistens Gehwege, aber nicht überall.

Jeder Mensch hat seine Lieblingslandschaften und Lieblingsgegenden. Für Sie sind Steinbrüche etwas Faszinierendes.
Das hat sicher mit meiner Biografie zu tun. Bevor wir nach Amerika auswanderten, gab es in Norddeutschland riesige Sand- und Kiesgruben. Das war herrliches Gelände, um mit Freunden Indianer zu spielen. Alles war sehr wild, und es existierten keine offiziellen Gehwege. Die Wände waren steil, und wir Kinder konnten etwas klettern. Wir konnten uns gehen lassen und spielen. Das war wie ein Tanz mit der Natur, Ekstase. Ich konnte meist kaum warten, bis ich rausgehen durfte zum Spielen.

Die Schule war für mich eine Qual, ein Gefängnis der Seele. Oft habe ich mich in die Bäume vor dem Fenster hineingeträumt – und schon gab's wieder Schelte: »Pass endlich auf! Hast du deine Aufgaben gemacht?« Das Beste in der Schule war – und da bin ich sehr dankbar – eine Lehrerin, sie hieß Fräulein Cäsar. Mit ihr gingen wir regelmäßig einmal in der Woche hinaus in die Natur. Es war wunderbar, das hat mich mit der Schule, wenn überhaupt, ein wenig versöhnt. Sie hat uns Pflanzen und Tiere gezeigt; manchmal haben wir Lieder gesungen, völlig zwanglos und mit voller Kehle. Welch ein Spaß!

Neustart in Amerika

1954 wanderten Sie mit Ihren Eltern nach Amerika aus.
Ich war elf Jahre alt, das Wirtschaftswunder nach dem Zweiten Weltkrieg hatte noch nicht stattgefunden; die Wirtschaftslage war in Deutschland also nicht gut. Mein Vater kehrte im Herbst 1947 zurück aus der Kriegsgefangenschaft, er war in der ägyptischen Wüste gefangen gewesen. Er hatte Briefkontakt mit Verwandten in Amerika, die seit 1870 dort lebten. Sie überzeugten ihn mit Worten wie: Komm nach Amerika, hier ist alles »bigger and better«. Auch hatte er die Nase von militärischen Dingen voll. So gingen wir nach Amerika. Für mich war es eine Art Befreiung aus der Enge der Stadt Oldenburg, denn diese war damals überfüllt mit Flüchtlingen, und alles war extrem eng. In der Schulklasse – derzeit waren Jungen und Mädchen noch getrennt – waren wir fünfzig Buben. Die Hälfte davon waren Flüchtlingskinder. Wir haben uns jeweils aufgeteilt und fast immer nur Krieg gespielt.

Das kindliche Verarbeiten des Kriegstraumas?
Das machte ich sogar noch, als ich bereits in Amerika war; im Wald. Ich baute aus trockenen Goldrutenstängeln winzige Häuser und daraus ganze Dörfer. Dann kaufte ich mir ein

kleines Spielflugzeug und stellte Feuerballen her. Ich ließ sie runterfallen auf diese schönen kleinen Modelldörfer. Immer wieder habe ich sie bombardiert und abgebrannt, stets aufs Neue … Das ist auch eine Art Selbstheilung: das Trauma im Spiel nochmals durchleben, damit es sich lösen kann. Starke Eindrücke brauchen wieder einen Ausdruck, damit die Seele heil wird. Ich musste das machen. Ich tat das in der Natur, wo mich niemand sah. Ein Psychiater hätte da wohl weniger gut geholfen.

Sie gingen als Kind auch in Amerika viel in die Natur, wie zuvor in Deutschland.

Ja, dieses Hinausgehen in die Natur habe ich nach Amerika mitgenommen. Dort war die Natur noch wilder. Niemand ging raus. Alle hatten Angst vor Giftpflanzen, vor Schlangen oder sonstigen Tieren. Die Umwelt wurde in erster Linie als feindlich betrachtet, das ist eine Art Siedlermentalität.

Es war noch nicht lange her, da lauerten einem die »primitiven Wilden«, also die Indianer, auf, und es galt lange der Spruch »Nur ein toter Indianer ist ein guter Indianer«. In den 1950er-Jahren hatten wir in der Schule so etwas wie Heimatkunde, wir befassten uns mit der Geschichte von Ohio. Tatsächlich stand in den Büchern, was für wilde und wüste Menschen die Indianer waren und wie brutal sie die armen Pioniere behandelt hatten. Es gab einen Mann, der hieß Simon Girty, der wurde – wie viele andere – von den Indianern gefangen genommen. Ihm hat es bei den Indianern so gut gefallen, dass er geblieben ist!

In den Indianerkriegen, um 1812, hat er auf indianischer Seite gekämpft. Das brachte ihm den Namen »Dirty Girty« ein. Als ich das in der Schule las, dachte ich mir: Eigentlich finde ich das ganz toll, als wilder Indianer draußen zu leben, und ich habe mich irgendwie mit ihm identifiziert. In der Schule fragten sich die anderen häufig, was wohl mit mir los sei, da ich so viel nach draußen ging. Für mich war es jedoch pure Ekstase, in den Wald zu gehen. Wenn ich nicht arbeitete, war ich draußen.

Sie gingen während der Schulzeit einem Gelderwerb nach?
Nach dem Schultag mähte ich Rasen, schaufelte Schnee, arbeitete in einer Schraubenfabrik, einer Obstplantage und trug Zeitungen aus. Meine Eltern arbeiteten viel, um ihr Leben in Gang zu bekommen. Ich musste praktisch alles, was ich für mich brauchte, schon früh selbst erwerben, zum Beispiel ein Fahrrad. Auch zu Weihnachten gab es keine großen Geschenke, sondern nützliche Dinge für den Alltag, wie etwa Unterwäsche, Socken und billige Hemden.

Im Sommer habe ich meine Zeitungsroute an einen Freund »ausgemietet« und bin dann in die Natur gegangen. Die Ferien dauerten drei volle Monate, und in dieser Zeit lebte ich fast ausschließlich im Wald. Es gab dort etwa hundertfünfzig verschiedene Laubbaumarten, ich lernte jedes Tier kennen; ich wusste, was die Rufe der Vögel besagten. Ich wusste auch, wo die Schlangen waren; da ist man vorsichtig und respektvoll. Diese Erfahrungen erfüllten mich sehr.

Waren Sie immer allein im Wald?
Meistens, ja. Mit der Zeit hatte ich einige Freunde. Wir waren zu fünft, und ich hatte so etwas wie eine Baumkletterschule. Wir sind in den Bäumen rumgekraxelt. Es gab einen Initiationsbaum, den wir »First expert tree« nannten. Auf diesen

Baum musste man ganz hochklettern; die Äste waren weit auseinander. Man saß lange auf einem Ast und meditierte, und irgendwann kam der Moment – wie im Zen –, der besagte: Jetzt springen! Wer zu lange überlegte, konnte hinunterkrachen. Wer erfolgreich springen konnte, wurde als Mitglied der Bande aufgenommen. Wir waren richtige »Baumkletterfanatiker«. Es begann etwa mit zwölf und dauerte an, bis ich ins College ging, also mindestens sechs Jahre lang.

Es dürfte schwierig gewesen sein für Sie, als Sie später von diesem naturnahen Leben an die Uni wechselten.

Ja, an der Uni, das erste Mal in der Großstadt, das war ein Stress für mich. Wir wurden eingepfercht in ein Hochhaus. Im ersten Jahr mussten alle Studienanfänger dort leben, zur Überwachung – anstelle des Elternhauses, »in loco parentis«. Wir konnten das Gelände nicht einfach frei verlassen. Die Wohngebäude hatten zehn Stockwerke, und hundert Leute lebten auf jedem Stockwerk. Wir waren zu dritt in einem Zimmer. Es waren ziemlich gestörte Studenten aus der Großstadt, und ich hielt das nicht aus. Schlussendlich schlief ich auf dem Campus, unter den Büschen oder beim Fluss, jedenfalls so lange, bis es zu kalt wurde. Ich hatte auch keine Ahnung von Klamotten, Mode oder solchen Dingen. Meine Haare waren ebenso etwas zu lang. Einmal hörte ich, wie jemand aus einer vor mir laufenden Gruppe sagte: »Ey, schaut mal, da ist der Verrückte, der sich immer so komisch anzieht!« Da drehte ich mich um und schaute, aber da war gar niemand *(lacht herzlich)* ... Ich wusste vorher gar nicht, dass ich in ihren Augen so seltsam aussah.

Kraftorte

Hochgebirge, Wüste, Moore scheinen mir archetypische Landschaften zu sein, in denen ganz spezifische Geister wehen. Demgegenüber gibt es innerhalb einer bestimmten Landschaft auch ganz spezielle Kraftorte.

Kraftorte haben oft mit geomantischen und geologischen Verwerfungen zu tun. Häufig sieht man dort Bäume mit gedrehtem Stamm. Die Bäume selbst würden das nicht von sich aus machen, sie spiegeln auf diese Weise nur die Kräfte wider, die da sind. Wenn wir uns in so einen Wirbel setzen oder uns neben einen solchen Baum platzieren, spüren wir diese Wirkung auch. Dies, weil wir zum größten Teil aus Wasser bestehen. Wasser ist sehr empfänglich, es entspricht dem Yin im asiatischen Yin-Yang-Prinzip. An solchen Orten spüren wir diese Energien stark, und die Seele hebt sich etwas aus dem normalen Körpergefüge heraus. Wir haben leichter Zugang zu übersinnlichen Erfahrungen.

Sind wir an Kraftorten offener?

Ja. Es geht in Richtung Ekstase. Ekstase heißt: aus sich herausgehen, außerhalb stehend. Solche Orte unterstützen das, und deswegen sind es heilige Orte. In Indien sitzen an diesen Orten immer Sadhus. Bei uns stehen auf Kraftplätzen oft Kirchen oder Kapellen; diese haben jedoch weniger wegen der ideellen Inhalte eine Wirkung, sondern vielmehr aufgrund der Kraft des Ortes.

Dazu ein Beispiel: Bei meiner Wanderung auf den Säntis kam ich am Wildkirchli – einem Ort mit tiefen Höhlen – vorbei. Einst fand man dort viele Bärenknochen und Neandertalerwerkzeuge. Es handelt sich vermutlich um einen Kultort der Neandertaler, sicher jedoch um einen geomantisch ganz starken Ort. Im Mittelalter glaubte man, dort sei ein Drachenort. Deshalb wurde die Höhle verschlossen; davor wurde ein Altar mit dem Drachentöter Michael gestellt. Interessanterweise wurden geomantisch starke Orte, die schon den Kelten bekannt waren, später in der christlichen Kultur oft zu Michaels-Heiligtümern umgewandelt.

Und die dort natürlicherweise vorkommenden Kräfte wurden dem heiligen Michael zugeschrieben?

Genau. In meinem Falle saß eine Frau vor diesem Michaelsaltar und sagte ganz ergriffen: »Ach, diese Kraft, die vom heiligen Michael ausgeht!« Die Kraft ging natürlich nicht von dieser Statue aus, sondern vom Ort selbst. Solche Fehlinterpretationen geschehen häufig. Zum Beispiel in der arabischen Wüste. Wo eine Quelle ist, wird eine Moschee gebaut, und dann heißt es: Schaut her, das ist Allah. Doch es ist die Quelle, die Kraft spendet, und sie entspringt der Natur.

Es ist tatsächlich eine Kraft da, eine Kraft der Natur – die wiederum auch göttlich ist.

Die Natur ist göttlich, doch ich sehe immer wieder eine Ideologisierung oder eine politische Vereinnahmung des natürlichen Geschehens. Als die weißen Siedler in Ohio über die Shawnee-Indianer hereinbrachen, versuchte ein Visionär namens Tecumseh die einzelnen Stämme zu einigen, damit die Invasion endlich gestoppt würde. Sein Bruder war ein Schamane, ein Medizinmann namens Tenskawatawa. Er hatte die Schriftzeichen der Weißen gelernt, konnte also lesen. Er hatte einen englischen Almanach, und darin las er, an einem bestimmten Tag käme eine Sonnenfinsternis. Er zog von Stamm zu Stamm und warnte, dass, falls sie sich nicht kooperativ vereinigen würden mit den anderen Stämmen, der große Geist die Sonne vom Himmel nehmen würde. Dies geschähe in soundso vielen Monden als Warnung. Dann kam die Sonnenfinsternis, und nachher haben sich die Stämme zusammengetan – es war jedoch zu spät. Jetzt kann ich noch etwas Ketzerisches sagen: Auch die heutige Klimaerwärmung wird politisiert und ideologisiert. Natürlich ist es wichtig, dass wir mit unseren Rohstoffen sparsam umgehen und dass weniger Gifte in die Atmosphäre gepustet werden, aber vielen geht es in erster Linie darum, die Wirtschaft mit neuen Technologien anzukurbeln.

Es ist bedenklich, dass wir unsere fossilen Rohstoffe innerhalb eines Jahrhunderts verbrennen.

Das stimmt, und es ist unnatürlich. Doch viele haben heute Angst – Angst vor Veränderung. Klimaveränderungen können natürlicherweise schnell eintreten. Als die Wikinger vor tausend Jahren Grönland entdeckten, war Grönland ein grünes

Land; Erik der Rote gab ihm den Namen Grönland, was »grünes Land« bedeutet. Die südwestliche Küste wurde von wikingischen Siedlern in der mittelalterlichen Warmzeit bis ins 15. Jahrhundert bewohnt. Es gab fast keine Gletscher, es wurde sogar Ackerbau betrieben. Leif Eriksson, der Sohn Eriks des Roten, entdeckte, von Grönland kommend, um das Jahr 1000 herum Labrador. Er nannte es Vinland, also Weinland. Denn der amerikanische Wildwein, der jetzt fast tausend Meilen weiter südlich in Neuengland seine nördliche Grenze hat, hatte damals seine Verbreitung bis hinauf nach Labrador.

Nach 1400 kühlte es dann rapide ab.

Es kam zu einem Klimasturz, und das führte in Europa zu Hungersnöten. Roggen und Weizen bekamen Mehltauschimmel und Mutterkornpilz. So kam es zu den bekannten, massiven Mutterkornvergiftungen. Die Kirche führte diese natürlichen Klimaveränderungen auf das sündige Leben der Menschen zurück. Weil die Ernährungslage derart schlecht war, breiteten sich Seuchen aus, zum Beispiel die Pest. Sie dezimierte die ohnehin geschwächte Bevölkerung noch mehr. In Grönland fand eine biologische Anpassung statt, indem die Kühe und die Menschen allmählich kleiner wurden, wie heute in Nepal. Schließlich wurde es in Grönland so kalt, dass keine Landwirtschaft mehr möglich war.

Es handelte sich um eine riesige Klimakatastrophe mit dieser Abkühlung vor sechshundert Jahren. Danach ging die Temperatur etwas hoch und runter, und heute sind wir in einer Phase der rapiden Erwärmung. Wenn das Klima wärmer wird, löst sich vorhandenes Kohlendioxid aus den Meeren und den Böden und wird an die Atmosphäre abgegeben. Für die Pflanzen ist das eine gute Düngung …

Was uns aber nicht hindern sollte, sorgfältig mit unseren Ressourcen umzugehen!

Das ist völlig klar. In Indonesien und in Südamerika werden riesige Wälder abgeholzt, um Biosprit zu erzeugen; überall brennen Lichter die ganze Nacht ... Was soll das? Wozu dieser wahnsinnige Verbrauch? Wir sollten mehr Bäume pflanzen! Jeder große Baum produziert genug Sauerstoff für die Atmung von etwa vierzehn Menschen. Außerdem nimmt er viel Kohlendioxid auf und speichert den Kohlenstoff in seinem Holz.

Was heute zur Klimaerwärmung abläuft, ist sehr ideologisiert und ausbeuterisch, denn alle Seiten, ob links oder rechts, nutzen die momentane Lage für sich. Man kann folglich auch mehr Atomkraftwerke bauen.

Mehr bei sich sein, die Natur besser wahrnehmen, da würde ich gerne ansetzen: Kraftorte in Verbindung mit Bewusstseinsbildung.

Der Mensch kann an Kraftorte gehen und macht Erfahrungen, die er vielleicht als übersinnlich bezeichnet. Es gibt tatsächlich solche Orte, aber sie sind sinnlich wahrnehmbar. Oft wurden oder werden diese Orte als heilig angesehen.

Ich war einmal in Glastonbury, auch das »Englische Jerusalem« genannt. Es ist ein Hügel, früher war es eine Moorlandschaft. Viele »New Ager« reisen hin oder wohnen dort. Glastonbury wird mit Avalon, der Insel der Jenseitigen, verglichen. Im Herbst steigen die Nebel auf, und ein einsamer Hügel mit Turm ragt aus der Nebellandschaft. Zwei Quellen fließen aus dem Hügel: die eine weiß, sie hat Kalk im Wasser, sie gehört dem Gott, und die andere rot, wegen des Eisengehalts, sie gehört der Göttin. Eine große Kraft ist an dem Ort spürbar, die Leute sind hingerissen. Es heißt, nur Verrückte wohnen in

Glastonbury. Ein Weißdorn wächst dort, der blüht zur Weihnachtszeit, und die Queen von England hat das Recht, jede Weihnacht einen solchen Weißdornzweig zu bekommen.

Haben Sie die Energie des Kraftortes Glastonbury gespürt?
Allerdings. Rund um Glastonbury gibt es mehrere Hügel, ich bin auf alle diese Hügel gegangen. Kein Bauer bebaut hier etwas, kein Tier weidet. Das ganze Gelände ist etwas unheimlich. Ich ging einen Hügel hoch, es mutete fast wie Tundra-Vegetation an, alle Pflanzen sind dort ganz klein und bodennah. Ich fühlte mich auf einmal sehr schwer, ich wurde sehr müde. Ich schaute das Sonnenröschen an, und es war unglaublich, die Staubfäden bewegten sich wie Seeanemonen. Ich schaute und wurde dabei immer müder und schlief ein, so stark war das. Die meisten Menschen schlafen dort ein, man kann dem fast nicht widerstehen.

Wenn das ein Kraftort ist – wo ist hier die Kraft? Kann man hier nicht eher von einem Machtort sprechen?
Es ist auch ein Machtort, ja. Irgendwann wachte ich auf und wusste nicht mehr, wo ich gewesen war. Dann ging ich weiter, auf die andere Seite desselben Hügels: Dort ist alles gigantisch groß. Sonst kleine Pflanzen sind hier riesengroß. Ein völlig anderes Gefühl, ganz andere Empfindungen durchzogen mich an dieser Stelle!

Es ist ein Ort mit unglaublichen energetischen Verwerfungen. Diese Landschaft ist seit keltischen Zeiten und auch jetzt in christlicher Zeit ein Heiligtum. Die ersten Missionare zogen von Glastonbury aus, um den Rest der Insel zu bekehren.

Was hat es mit dem Namen Glastonbury auf sich?
Glastonbury heißt Glashügel. Das entspricht dem Glasberg, der in den Märchen vorkommt. Es ist der Weg in die Anderswelt. Der Held muss den Glasberg hochklettern. Er kann es nur, wenn er helfende Tiere und helfende Geistwesen in Tiergestalt hat. Wenn er es schafft, dann gewinnt er die Prinzessin.

In Glastonbury herrscht die Anderswelt. Es heißt, König Artus und seine Frau seien dort begraben. Benediktinermönche siedelten sich in Glastonbury an. Sie sagten irgendwann im Mittelalter, sie hätten die Knochen der beiden dort gefunden.

Glastonbury ist seit über viertausend Jahren ein heiliger Mittelpunkt, ein wichtiger Kultort, vergleichbar mit Kultorten in Indien. Massen von Menschen pilgern zu diesem heiligen Platz und machen übersinnliche Erfahrungen. Sie nehmen die Dinge aber auch sinnlich wahr.

Der Zugang zur Anderswelt ist an einem solchen Ort einfacher als anderswo.
Es sind besondere Orte, wo dieser Zugang erleichtert ist, eben Kraftorte. Die Pflanzen, die dort wachsen, spiegeln die Naturkräfte wider. Wir haben an Kraftorten nicht unbedingt einen besseren Zugang zu den Pflanzenwesen, jedoch wachsen die Pflanzen dort ungewöhnlich; häufig finden wir Verwachsungen oder zwei Bäume, die einander umschlingen oder zusammengewachsen sind. Genauso wie Pflanzen spiegeln, welche Atmosphäre in einem Haus ist: Nicht bei allen gedeihen Pflanzen gleich. Pflanzen sind ganz nach außen gerichtet, sie haben keine Innerlichkeit. Die Außenwelt ist ihre Innerlichkeit.

In der Natur die eigene Göttlichkeit erkennen

Pflanzen zeigen, was ist.
Pflanzen spiegeln den Jahreskreis. Wenn die Sonne schwach ist, im frühen Frühling, sind die Pflanzen noch nicht da. Sie wachsen im Gleichschritt mit dem Gang der Sonne in die höheren Tierkreiszeichen. Derart sehen wir es von der Erdoberfläche aus, das ist unser Erleben. Astrophysiker würden sagen, das sei Unsinn. Aber so erleben die Tiere und Pflanzen das.

Nach der Mittsommerzeit geht das Wachstum der Pflanze wieder zurück, sie verblüht und versamt. Im Herbst ziehen sich die Pflanzen in die Erde oder in die Baumknospen zurück. Oder sie überleben den Winter nur als Samen. Auf diese Weise spiegeln die Pflanzen den jährlichen Sonnenlauf. Sie spiegeln auch unmittelbarere Dinge, wie etwa die Mondrhythmen oder die Geologie; auf Kalk wachsen nicht die gleichen Pflanzen wie in einem Hochmoor. Pflanzen zeigen an, was da ist.

Pflanzen sind Anzeiger sowohl ökologisch als auch geologisch, mental und kosmisch.
Genau, auf jeder Ebene sind Pflanzen Zeiger. Sie zeigen auch die geistige Atmosphäre, wenn wir ganz fein beobachten.

Wenn Menschen auswandern, nehmen sie meistens ihre Lieblingspflanzen mit. Pflanzen zeigen sehr viel.

Das meiste sehen wir ja nicht. Goethe sagte einmal: »Was ist das Schwerste von allem? Was dich das Leichteste dünket; mit den Augen zu sehn, was vor den Augen dir liegt.« Es war auch für den Schweizer Chemiker Albert Hoffmann sehr wichtig, dass das Sehen nicht nur ein flüchtiges Hingucken ist, sondern ein tiefes Schauen.

Oft gehen wir entlang des Weges und meinen, wir kennen bereits alles. Aber das ist eine Illusion. Alles, was wir sehen, ist einmalig. Wenn ich mir die Zeit nehme und mich hinsetze zu der Pflanze, sehe ich ihre Einzigartigkeit. Und je tiefer mein Schauen ist, umso wunderbarer, umso göttlicher wird es. Was dann passiert, nährt die Seele zutiefst. Wenn wir durch die Welt gehen und meinen, wir wissen schon alles, verhungert die Seele. Schauen wir jedoch richtig hin und sind aufnahmebereit, dann gelangt die Seele in Resonanz. Wir erkennen unsere eigene Göttlichkeit, indem wir die Natur erkennen.

Diese Seelennahrung hat vermutlich weitreichende Auswirkungen.

Wenn wir eines Tages den Körper verlassen – was bleibt übrig? Der Seelenleib besteht dann noch aus den Eindrücken, mit denen wir im Leben beschenkt wurden. Das ist der Sinn. Wir können sehr viel aus diesem Leben mitnehmen. Wenn wir meditieren, indem wir außen das Wunder der Natur wahrnehmen und uns damit verbinden, haben wir einen unermesslichen Reichtum. Dieser Reichtum wird zum Seelenleib. Das ergibt im weiteren Sinne den Leib der nächsten Inkarnation. Diese Seelennahrung, die uns die Natur schenkt, fördert unser Wachstum. Es kann auch ein Stein sein, ein Wassertropfen, ein kleines Tierchen, das uns berührt. Es ist sehr heilend, sich als wachsend und ausdehnend zu begreifen. Alles, was wir aufnehmen, nehmen wir mit. Das geht hin bis zu anderen Menschen, die uns im Leben begegnen – auch sie nehmen wir in unserer Seele auf.

Es kommt also darauf an, was wir aufnehmen in diesem Leben?
Ja, denn was wir aufnehmen, bildet das, was nach dem Tode bleibt. Genau das bringen wir ins nächste Leben mit. Das ist meine Meinung. Wir können auch Aspekte von Hölle aufnehmen: Mord, Totschlag, Hass, Gier und so weiter; und wenn wir den Körperleib ablegen, bleibt das im Seelenleib erhalten. Nehmen wir schöne Dinge auf, offenbart sich unsere künftige Welt, in die wir gelangen, als schön.

Ich möchte noch einen Gedanken hinzufügen, es ist eigentlich ein Märchen: Wir sind alle Mikrokosmen, wir sind wie winzige, embryonale Kosmen. Wenn wir dereinst den Körper ablegen, ist alles, was wir aufgenommen haben, ein nächster Kosmos. Wir können Kosmen werden, die absolute Hölle und Qual sind, oder wir können Kosmen werden, die paradiesisch sind, wo wir glücklich sind, wo die Götter wandeln, mit grünen Auen und Vogelgesang. Derzeit sind wir in einer Phase, in der wir dies bewusst entscheiden können.

Wir sind die Schöpfer, wir kreieren unsere Realität selbst?
Ja, das tun wir, aber in einer Art und Weise, die uns kaum bewusst ist. Es geht über die gängigen Karma-Vorstellungen weit hinaus. Wir sind wie Samen des Makrokosmos und wir werden neue Makrokosmen. Das ist eine hochmystische Angelegenheit. Wir haben jetzt die Freiheit zu entscheiden, zu erkennen, zu wählen, was wir alles in unserem Kosmos haben wollen.

Was möchten Sie gerne in Ihrem nächsten Leben mit dabeihaben?
Ich möchte sehr gerne viele wilde Tiere in meinem Kosmos haben: Bären, Wölfe, Schlangen, Mücken; ich möchte so viel mit hineinnehmen wie möglich und viel Freude haben. Wenn ich jedoch solche Dinge erzähle, verstehen das viele Menschen nicht.

Sie scheinen sich selbst sehr treu zu sein.
Wenn ich im Leben viele Dinge tue, die ich eigentlich nicht tun möchte, würde ich mich dabei verwickeln. Bekanntlich wird so Leid erschaffen. Es ist für einen selbst und für andere immer das Beste, das zu tun, was zuinnerst aus einem hinausfließt, ohne Rücksicht. Das ist klar und einfach. Das Einfache, das Wahrhaftige ist deshalb so heilend im Leben, weil es aus dieser inneren Quelle gespeist wird. So zu leben erfordert natürlich Mut.

Angst ist ein schlechter Ratgeber. Und sich absichern wollen, dieses Sicherheitsdenken, auch das ist Angst: Es macht das Leben eng. Die Silben »ang« und »eng« gehören zusammen. Mit Angst wird man viel zu eng und gerät in einen schlimmen Zustand.

Die Natur kennt keine Angst vor der Zukunft, sie ist immer im Jetzt.
Das Heilen in der Natur heißt nicht, dass wir überall und gegen jedes Wehwehchen eine Pflanze finden, sondern es erfasst viel tiefere Dimensionen. Es geht um ein tiefes Seelenheil, es geht um Weite statt Enge. Die Natur ist heilig und göttlich. Von den Indianern habe ich gelernt, dass wir auch hier bei uns alle Möglichkeiten haben, um das zu erfahren. Dies war eine meiner wichtigsten Erkenntnisse, die ich von Elkshoulder, einem der ältesten Cheyenne-Indianer, bekam.

In Garmisch fand im Jahr 2000 ein riesiges Schamanentreffen statt. Jeder Ethnologe sollte »seinen« Schamanen einbringen, es war fast wie eine kolonialistische Vorführung. Thema des Treffens war die Erdheilung. Leider wurde diese Idee allzu sehr kommerzialisiert, mit Folgeseminaren usw. Elkshoulder kam aus Freundschaft zu mir. Am Treffen fragte er als Erstes: »Wo sind denn diese Medizinleute, von denen du geredet hast? Ich sehe hier einige, die Rituale machen, ich sehe Show-People, und ich sehe diesen da, der hat zwar Federn auf dem Hut, aber fliegen kann er nicht.« Letzterer war so ein »Superschamane«, der von einem Seminar zum andern tingelt. Dann fragte er weiter: »Warum hast du mich denn eingeladen?« Ich antwortete ihm: »Weil wir so arm geworden sind. Wir haben keine heiligen Lieder und keine Rituale mehr, wir haben alles verloren, und vielleicht kannst du uns helfen.«

Lange sagte er nichts. Die Indianer antworten nicht sofort. Sie meditieren, bis die Antwort stimmt. Irgendwann sagte er dann: »Unsere indianischen Dinge könnt ihr nicht tun, denn die sind bezogen auf unser Land und auf unsere Traditionen. Ihr könnt nicht Indianer sein, das ist nicht möglich.«

Ich fuhr dann mit ihm durchs Land, von Garmisch nach Tirol durch die Berge. Ich bemerkte, wie Elkshoulder alles ganz genau betrachtete. Jeden Vogel, jede Schlucht, er nahm alles ohne Kommentar auf. Nach mehreren Stunden kamen wir zurück, und dann sagte er: »Beautiful country!« Einen Tag später sagte er: »Du glaubst, ihr hättet alles verloren ... Ihr habt überhaupt nichts verloren! Es ist alles da. Tiere, Wald, große alte Bäume, Felsen, Schluchten, Flüsse. Frag die, die wissen! Die zeigen euch die Rituale!«

Es war ganz wichtig für mich, das von ihm zu hören; es war seine zentrale Botschaft an uns alle.

»Frag die, die wissen.« Das erinnert etwas an den Tempel des Apollon in Delphi, an das Orakel. Eine der Inschriften lautete: »Erkenne dich selbst.«

Die Spiritualität, das Göttliche oder wie immer wir es nennen, ist in der Natur verkörpert, und die geistigen Wesen und Wahrheiten finden wir deshalb in der Natur. Wir können hineinlauschen, wo immer wir auch sind. Hier, jetzt – da ist es! Wir sind selbst ein Teil der Natur. Diese Geistwesen geben uns die Lieder, die wir brauchen. Und wenn wir diese Lieder singen, haben wir den Schlüssel. Mein guter Freund und Medizinmann Tallbull sagte mir: »Bilde dir nicht ein, dass du irgendwelche Rituale erfindest oder dass wir Menschen sie erfinden. Die Geistwesen haben Mitleid mit uns und bieten uns ihre Hilfe an.« Sie schenken uns das Ritual, wenn wir richtig lauschen. Mit dem Ritual können wir die Pflanzen rufen, wenn wir sie brauchen. Dann können sie uns helfen. Ich kann also ein Lied singen, und die Pflanze ist als geistige Gegenwart dabei.

Ein solches Geschenk müssen wir annehmen können.

Wir müssen in erster Linie gelten lassen, dass die Natur durchgeistigt und heilig ist. Betrachten wir die Natur nur als Materie, geht das nicht. Oder wenn wir Tiere als seelenlos wahrnehmen und meinen, wenn sie vor Qual schreien, das Schreien sei lediglich wie das Quietschen einer Maschine, dann geht das nicht. Derart stellte es Descartes bei Lebend-Experimenten an Tieren dar. Eine solche Unbarmherzigkeit ist nur möglich, wenn das Göttliche als weit weg, also als jenseitig erfahren wird. Dann ist alles Irdische nicht viel wert.

Bei den Naturvölkern verhält es sich anders. Das Göttliche ist überall, es ist in der Natur. Wie können wir es erfassen?

Indem wir abstrakte Gedanken über Gott denken und uns etwas zusammenfantasieren? Wohl eher, indem wir es in der Natur direkt und unmittelbar erfahren. Sodass wir endlich begreifen, dass die Pflanzen und Tiere um uns herum geistige Wesen sind. Dies jedoch nicht im esoterischen Sinne mit Elfchen usw., sondern einfach, indem wir unsere Seele öffnen für diese geistige Dimension.

So wie wir die Natur behandeln, behandeln wir uns oft auch selbst: lieblos.

Lieblos und mit der Einstellung: Ich bin in die Welt geworfen worden, aber ich habe niemanden darum gebeten, alles ist sowieso sinnlos. Diese Einstellung wird gefördert durch die Schuldthematik. Wir fühlen uns wertlos, schuldig vor den Augen Gottes, wir sind Sünder.

Ich war schon als kleiner Junge in Oldenburg immer auf der Suche nach Antworten, bin weite Strecken ganz allein gewandert bis zu einer bestimmten Kirche. Sie lockten mich mit kleinen, bunt bebilderten Büchlein. Ich ging in die Sonntagsschule, nicht weil ich von zu Hause aus musste, sondern freiwillig. Die Sonntagsschule fand in der Leichenhalle statt, es roch süßlich nach Tod. Auch der leidende Heiland am Kreuz beeindruckte mich sehr. Das war mein Einstieg ins Christentum.

1954, nach Ihrer Übersiedelung in die USA, gingen Sie da weiter in die Kirche?

In Amerika gibt es viele Sekten, allein in dem Ort mit 670 Einwohnern, wo ich wohnte, gab es fünf verschiedene Kirchen. Am stärksten vertreten waren die Methodisten und die Baptisten mit ihrem Erweckungseifer und ihren ständigen Bibelzitaten. Ich besuchte damals die evangelische Kirche. In den Liturgien hieß es: »In den Augen Gottes bist du ein Sünder und du verdienst ewige Verdammnis. Allein Gottes Gnade hat dich erlöst.« So etwas wirkt, und man geht durch die Welt als Sünder. Da überlegt man sich schon, ob es nicht besser wäre, es gäbe einen gar nicht. Verbunden mit einem Lebensgefühl, wie es Franz Kafka formulierte: »Ich bin, also bin ich schuldig.«

Sie konnten sich aus dieser Enge befreien.
Ich ging ja viel in den Wald, und da war ich ein völlig anderer Mensch als unter den Mitmenschen. Die Wildnis gab mir das Gefühl der Freiheit. Die menschliche Gesellschaft dagegen das Gefühl von Enge. Ich spaltete mich fast etwas auf. Gespalten war ich auch zwischen zwei Kulturen: Einmal war ich Amerikaner, einmal Deutscher. Es dauerte lange, bis diese vielen Teile zu einer Einheit wurden. Da hilft nur das bewusste Betrachten der jeweiligen Phase oder Stimmung, in der man gerade ist. Bewusstsein – bewusstes Sein – ist der Schlüssel.

Mir hilft es, wenn ich mir in einer schwierigen Situation sage: Auch das geht vorbei.
Alles hat seine Zeit, genau. Kürzlich war ich auf den Kanaren, wo ich ein Seminar gab. Zu Beginn war ich krank, lag in der Hütte mit Fieber und konnte mich kaum bewegen. Da kam mir der Spruch von Goethe in den Sinn: »Im Atemholen sind zweierlei Gnaden: Die Luft einziehen, sich ihrer entladen. Jenes bedrängt, dieses erfrischt, so wunderbar ist das Leben

gemischt. Du danke Gott, wenn er dich presst. Und dank ihm, wenn er dich wieder entlässt.«

Wenn es eng wird, wenn ich das Gefühl habe, Gott presst mich, dann weiß ich nicht nur, dass dies ein vorübergehender Zustand ist, sondern es ist auch eine Zeit des Lernens, des Vertiefens. So kann ich Kräfte daraus schöpfen.

Ich kroch schließlich hinaus und sah all diese fremden Pflanzen. Da bemerkte ich eine mit der Brennnessel verwandte Pflanze. Von ihr hatte ich einmal gehört, dass die Ureinwohner, die Guanchen, sie als schweißtreibendes Mittel genommen hätten. An diesem Punkt ist Vertrauen vonnöten. Ich habe die Pflanze gepflückt und mir einen Tee daraus gekocht und eine große Menge davon getrunken. Und tatsächlich schwitzte ich wunderbar. Schwitzen, innere Hitze entfachen, ist ein wichtiger Teil des Heilens. Einmal mehr habe ich die Hilfe der Natur am eigenen Leib erfahren.

Bücherwissen kann interessant sein, aber es ersetzt niemals die eigene Erfahrung.

Tiere als Lehrer und Helfer

Sie tragen auf Ihrem Pullover das Bild eines Wolfes – das passt sehr gut zu Ihnen. Ihr Vorname ist Wolf-Dieter.

Wir alle haben verschiedene Tiere in uns, und einige davon sind unsere Verbündeten. Der Name Wolf-Dieter geht wohl auf den mittelalterlichen Sagenritter Wolf-Dietrich zurück, der einst durch die Wildnis ritt und von einer wilden Frau verzaubert wurde. Es ist eine bekannte mittelalterliche Sage: Wolf-Dietrich war im Wald, und da erschien ihm ein wildes, struppiges, moosiges Weib. Es gab anscheinend im Mittelalter wilde Männer und Frauen im Wald. Ich vermute, es gab sie wirklich. Sie lebten vogelfrei und außerhalb der Zivilisation. Es könnten auch die letzten Jäger und Sammler in den großen Wäldern gewesen sein. Die Fürsten haben sie tatsächlich gejagt wie Wild. Es hieß, diese wilden Menschen seien gutmütig und würden alle Pflanzen und Kräuter kennen. Wenn eine Seuche kam, hofften die Bauern, dass sie einen solchen wilden Menschen treffen würden, der ihnen das richtige Kraut zeigen könnte. In der Sage traf nun Wolf-Dietrich eine dieser wilden Frauen. Sie wollte ihn minnen, heißt es.

Sie wollte ihn minnen?
Ja *(lacht)*. Wolf-Dietrich sagte: »Nein, ich bin ein Christ, das geht nicht!« Da hat sie ihn mit einem Zauber belegt, sodass er etwas von Sinnen war. Aber er wollte immer noch nicht, er hat sie verschmäht. Da nahm sie eine Locke von ihm und verzauberte sie. Daraufhin ist er ein halbes Jahr lang wie ein wildes Tier durch den Wald gekrochen und hat Wurzeln und Blätter gegessen. Die wilde Frau kam ein drittes Mal, und nun hat er eingewilligt. Sie nahm ihn bei der Hand, ging zu einem Brunnen und badete darin. So wurde aus der rauen Else dann Siegminne – das heißt »Sieg der Liebe«. Sie war nun die schönste aller Frauen. Und es stellte sich heraus, dass sie die Königin eines Zauberlandes war.

Das Ganze ist eine Minnesang-ähnliche Geschichte und zeigt das Abenteuer eines Ritters.

Man kann sich fragen, wieso ein neugeborener Mensch genau diesen einen Namen erhält.
Ich denke, es kommen die Namen, die zu den Menschen passen. Es heißt in Indien, dass der Name bei der Inkarnation mitkommt; dass die Eltern also auch den Namen empfangen. Es ist die Frau, die das Kind empfängt und gebärt, und der Mann empfängt oder träumt den Namen des Kindes; so stellen es sich viele Völker vor. Also der Name passt – auch bei mir.

Als ich 1954, mit elf Jahren, in Amerika war, hat mir die amerikanische Tante zuerst gesagt, dass dieser Name »nicht geht«. Sie hat ohnehin als Erstes gelacht über mein Aussehen: kurze Hose und die Haare etwas zu lang. Am nächsten Tag musste ich gleich mit in die Stadt und erhielt meine erste Jeans und ein T-Shirt mit Streifen. Auch bekam ich einen

Kurzhaarschnitt verpasst. Und eben der Name … Sie sagte, ich müsse einen anderen haben. Denn beim Namen Wolf hätten die anderen Kinder Angst. Und unter Dieter kann man sich nichts vorstellen außer »Diet« (engl.), also derjenige, der auf Diät ist … *(herzliches Lachen)*

Da mussten Sie tatsächlich Ihren Vornamen ändern?!
Ja. Meine Eltern sagten, wenn es so sein muss, dann soll er einen neuen Namen bekommen. Das war eine Art Initiation in mein neues Dasein in Amerika. Sie rätselten herum, denn es sollte ein Name sein, den man auch auf Deutsch sagen kann. So kamen sie auf den Namen Walter. Doch ich wusste zuinnerst, dass ich nicht Walter bin. Ich habe nie auf den neuen Namen geantwortet.

Bei den Bikern war ich später der Wolfman. Wolf und Dieter, Letzteres heißt sinngemäß »Mann des Volkes« – also Wolfman, das ist eigentlich wieder mein eigener Name.

Da waren Sie wieder Sie selbst …
Da war ich wieder ich *(lacht)*. Ich trage jedoch nicht nur Wolf-T-Shirts; manchmal trage ich auch einen Hirsch, ein Wildschwein oder einen Büffel auf dem Pullover. Für mich sind das die Tiere des Waldes und vor allem der Wildnis. Sie erinnern mich immer daran.

Wenn die Welt nur kontrolliert und zivilisiert ist, unter Zwang steht und eingezäunt ist, verlieren wir auch unsere Freiheit. Wölfe sind ungezähmt, sie sind ganz weit draußen. Wölfe sind in ihrer Natur ganz rein. Wenn irgendetwas mit den Menschen nicht stimmt und sie versuchen, den Wölfen in die Quere zu kommen, geht's diesen Menschen nicht gut.

Andersherum: Wenn die Seele rein ist, kann man mit den Wölfen leben.

Es gibt Geschichten aus frühen christlichen Sagen, wo Missionare oder Heilige zu einem Wolfsrudel kamen. Wenn sie innerlich klar waren, haben ihnen die Wölfe nichts gemacht.

Auch gab es über das ganze Mittelalter hinweg Sagen von Kindern, die im Wald verloren gingen und eine Wölfin sich ihrer erbarmte, und so sind sie mit den Wölfen groß geworden.

Sind Sie schon wilden Wölfen begegnet?
Nein, leider nicht. Begegnet bin ich jedoch den Steppenwölfen, den Kojoten; sie sind aber anders als Wölfe. Die Wölfe wurden in den USA weitgehend ausgerottet; die Steppenwölfe hingegen konnten nicht ausgerottet werden, sie sind viel zu klug. Sie wagen sich sogar in die Großstädte vor. Die Regierung gab Millionen aus für Kojoten-Ausrottungsprogramme. Die Kojoten lernten, Gifte zu unterscheiden; sie sind sehr vorsichtig. In Los Angeles streunen sie herum und fangen Ratten und Mäuse und wühlen in den Abfällen – wie das bei uns teilweise die Füchse tun. Die Leute halten sie oft für verwilderte Schäferhunde, doch es sind Kojoten. Der Kojote ist einer, der weiß, wo er etwas holen kann. Er ist ein Schelm. Der Wolf ist wie sein großer Bruder, und der Steppenwolf ist der Trickster. Er schlängelt sich so durch. Der Steppenwolf ist ein bisschen zum Geist des nordamerikanischen Kontinents geworden. So sehen es auch die Indianer. Dazu eine Geschichte:

In Oregon gibt es einen wunderschönen, am Rande einer Karstlandschaft gelegenen Ort, Ashland. Im dortigen College wurde das Shakespeare-Theater von Stratford in England perfekt nachgebaut und rundherum Häuser im Tudor-Stil. In dieser trockenen Landschaft wurden sogar überall künstliche grüne englische Rasen angelegt. – Eine Art Kulturinsel, wo das alte England heraufbeschworen wird. Auf dem Rasen spielen Musikanten in mittelalterlichen Kostümen. In dieser Stadt werden sämtliche Shakespeare-Dramen jedes Jahr aufgeführt. Es gehört zum guten Ton, als kulturell interessierte Person da hinzugehen. So wurde ich zu einem Shakespeare-Drama mitgeschleppt ... Der Schauspieler sagte gerade einen sehr wichtigen Satz – dann war eine ganz kurze Pause –, bis die Antwort vom anderen Schauspieler kam. In dieser Sprechpause war plötzlich ein total lautes Steppenwolfgeheul zu hören. Es war wie ein Geistergesang. Mit einem Schlag war dieser ganze englische Altweltzauber weggepustet. Alle merkten: Ach, wir sind gar nicht im alten England, wir sind hier: in der Wildnis! Für mich war das eindrücklich, es war die Stimme dieses Kontinents.

Auch derart können Tiere zu uns sprechen – indem sie uns in die Realität, in die Präsenz bringen.

Genau. Diese Kojoten brachten uns schlagartig in das Hier und Jetzt.

Ich hatte noch ein anderes Erlebnis mit einem Steppenwolf, wenigstens indirekt, das mir sehr viel über Amerika gezeigt hat; das war in San Francisco. Ich war in Fisherman's Wharf, Frisco Bay; dort ist ein richtiger Touristenrummel. Es gibt viele Sänger, es wird Afro getrommelt; andere sitzen herum und sehen aus wie Bob Dylan – ich nenne sie Bob-Dylan-Klone. Sie spielen Gitarre, singen Dylan-Lieder und legen ihre Hüte vor sich hin, um Geld zu sammeln.

Ich sah zwei Indianer am Boden sitzen; offensichtlich kamen sie aus der Steppe, vermutlich aus Dakota. Sie sahen hungrig aus. Einer davon war ein ganz alter, langhaariger Indianer. Er hatte eine große Rahmentrommel bei sich, eine uralte schamanische Trommel. Solche Trommeln brachten die Urindianer damals aus der alten Welt, aus Sibirien, mit. Die zwei Indianer schauten sich die Touristen und diesen ganzen Rummel an. Auch sie stellten den Cowboyhut vor sich hin, und der Alte begann zu trommeln. Es war eine Art Trance-Trommeln, ein langsames Trommeln. Niemand hörte hin, die Leute gingen einfach vorbei. Nun stand der junge Indianer auf und begann zu singen. Es war ein Steppenwolfgesang, ein Jaulen. Für mich als Ethnologe war das sehr interessant. Ich stimmte mich innerlich ein und stieg in ihre Welt ein. Sie waren in Trance und ich auch. Niemand rundherum bemerkte das. Es kam mir vor, als seien wir die Einzigen, die mit der Erde verbunden sind.

Niemand sonst hat diese Musik gehört?

Ein Vater kam vorbei mit einem kleinen Jungen, der sagte: »Schau, Papa, da sind Indianer.« Der nahm seine Kamera, drückte ab – klick – und sprach zum Kind: »So, jetzt komm!« Einzig dieses kleine Kind hat uns gesehen und gehört. Es hatte die Offenheit noch.

Der Gesang, zusammen mit der Trommel, hörte sich an, als heulte der Steppenwolf in einem leeren Land. Nach Ende des Liedes schwand diese Vision des leeren, einsamen Landes – aber der Eindruck des Steppenwolf-Liedes blieb mir als Gesang des ursprünglichen Kontinents erhalten.

Sie sprachen die mangelnde Erdverbundenheit der Menschen an.

Die anderen Menschen dort kamen mir vor wie schwebende Luftballons, ohne Verbindung zum Boden. Als gingen sie oben in der Luft statt auf dem Boden. Schwarze oder weiße Amerikaner ohne Unterschied. Mir wurde deutlich klar, wie wenig die Menschen dort mit der Erde verbunden sind. Fährt man durch Amerika, wirken auch die Häuser wie aufgesetzt, wie Theaterkulissen. Häufig werden die Häuser ohne Fundament gebaut, oft bestehen sie aus zusammengesteckten Einzelteilen. Die Ärmeren leben in größeren Wohnwagen. Die Amerikaner sind extrem mobil, etwa zwanzig Prozent ziehen einmal im Jahr um, oft sogar in Nachbarstaaten.

Bei einer solchen Mobilität bleibt nicht viel Zeit, um sich an einem Ort einzuwurzeln.

Sie haben keine Wurzeln. Aber egal, wo sie sind, häufig wird ein grüner englischer Rasen angepflanzt, mit viel Kunstdünger und Bewässerung. Es ist sehr künstlich, dahinter steckt jedoch die Urerinnerung an die Heimat ihrer Vorfahren. Die meisten Amerikaner kommen aus Nordwesteuropa. Dort gab es grüne Wiesen und Weiden sowie einen Dorfanger, einen Rasen, wo die Gänse waren.

Sie schaffen sich mit einem Stück Rasen ein Zuhause, aber es ist wie ein fliegender Teppich – nicht verbunden mit dem Land selbst. Kein Indianer würde einen Rasen anpflanzen. Die Schwarzen tun es zwar auch, aber nur, weil sie meinen, dadurch besser akzeptiert und integriert zu werden.

Es gab früher kein Gras in Amerika, das den ganzen Sommer grün bleibt. Auf den Rasen wachsen europäische Grasarten, die später eingeführt wurden. Jedenfalls sind viele Amerikaner noch nicht ganz dort angekommen. Jene, welche auch innerlich angekommen sind, werden zunehmend wie die Indianer selbst. Das Land formt die Menschen.

Kehren wir zu den Wölfen zurück. Was bedeuten die Wölfe für die Indianer?
Die Wölfe sind für die Indianer edel. Es ist nicht wie in Europa, wo der Wolf ein Symbol des Bösen ist, ganz im Gegenteil. Er ist ein Symbol der Erhabenheit und der Güte. Bei den Cheyenne-Indianern ist der Urschamane im Himmel ausgebildet worden, bei den himmlischen Wölfen. Bei Orion, Sirius, Aldebaran und anderen. Dieses Wissen wurde dann auf die Erde gebracht. Die Wölfe symbolisieren das höhere Selbst, und der Steppenwolf, der sehr klug ist und überleben kann, symbolisiert das alltägliche Selbst. So sehen es auch die anderen Indianer: Der Wolf, der den höheren Geist symbolisiert, hat sich aus der Erscheinung zurückgezogen. Es gibt inzwischen wieder Wölfe im Yellowstone-Gebiet, von den Biologen oft mit Sendern ausgerüstet. Zudem gibt es noch Wölfe in Kanada.

Bei uns gelten wilde Raubtiere wie Bär und Wolf als Gefahr, bei den Indianern gelten sie als Krafttiere. Sie haben längere Zeit bei den Indianern gelebt. Was ist ein Krafttier?
Krafttiere sind Medizintiere, wie die Indianer sagen. Eine Medizin ist für die Indianer nicht unbedingt ein Heilmittel, sondern eine Kraft. Ein Medizinmann ist nicht jemand, der über große Tricks verfügt, sondern allein durch sein Wesen können Dinge geschehen. Vielleicht braucht er gar nichts zu tun. Die Dinge geschehen, weil er diese magische Kraft hat. So ist es auch mit einigen Tieren. Einzig weil sie da sind, bringen sie eine Kraft oder einen Segen. Wenn der Bär im Land ist, heißt es, Bärenkraft ist da und das Land ist gestärkt.

Das bedingt jedoch die Wahrnehmung und daraus die Einstellung, dass dieses Tier in erster Linie Kraft und nicht Gefahr bringt.
Das Tier ist ein Segen für eine Gegend, weil es ebendiese Kraft verkörpert und ausstrahlt. Wir hatten diese Einstellung in vorchristlichen Zeiten auch. Mit dem Christentum kam eine Aufteilung der Welt in Gut und Böse zustande. Als ob nur die eine Hälfte der Welt göttlich ist und die andere Hälfte satanisch oder dämonisch.

Eine solche Aufspaltung finden wir kaum bei einem Naturvolk. Diese Art gespaltener Wahrnehmung geht auf den persischen Propheten Zarathustra zurück. Er ging von einem guten und einem bösen Gott aus: Ahura Mazda und Ahriman. Und der Mensch sei in der Mitte und müsse sich entscheiden. Vieles im Christentum entstammt dieser alten Vorstellung. Ein Heiland kommt in der Mitte der Zeit, es gibt einen Anfang und ein Ende; und am Ende gibt's ein Gericht. Die Bösen werden auf ewig in die Tiefe gestoßen, gequält und verbannt, und die Guten schweben oben in der Glückseligkeit. Diese Vorstellung war im Mittelalter stark verbreitet und prägt uns noch heute. Die Tiere, die nach der Lehre des Zarathustra als gut galten, waren Nutztiere wie Kühe und Schafe – böse waren die wilden Tiere wie Wölfe, Bären und Schlangen. Die Pflicht eines guten Menschen war, das Böse, wo immer man es antraf, zu bekämpfen. So wurde der Wolf zum Dämon, zum Symbol des Bösen.

Hingegen sahen die Cheyenne-Indianer die Wölfe als ihre Brüder, die wie sie selbst sind: Sie leben als Jäger von den Büffelherden. In einer Gemeinschaft lebend, helfen sie einander beim Jagen. Die Indianer betrachteten sich als Wölfe in Menschengestalt, und die Wölfe waren für sie wie Cheyenne, jedoch in Tiergestalt. Die Tiere wurden verehrt. Jedes Tier hat seine Kraft, seine Medizin.

Die Tiere sind für die Indianer Lehrer. Inwiefern?
Kommt ein junger Mensch in ein gewisses Alter, dann hofft er auf eine Vision, die ihm zeigt, was er in diesem Leben zu tun hat. Er begibt sich auf Visionssuche in die Wildnis, meistens vier Tage lang; er isst und trinkt nichts. Er sitzt da, ganz allein, in der Wildnis. Am ersten Tag ist er ein wenig unruhig, am zweiten wird er etwas müde, am dritten Tag beginnt sein Seelenleib, sich etwas vom Körperleib abzulösen, und er kommt in einen anderen Bewusstseinszustand. Er ist in einer Art Traumzeit, ihm erscheint ein Tier. Und oft erscheint ihm dann tatsächlich ein Tier: ein ganz reales Tier, in Fleisch und Blut. Mitunter kommt ein Bär vorbei, oder bei meinem guten Freund Tallbull kam ein Steppenwolf. Die Tiere merken anscheinend, dass dieser reglos sitzende Mensch sehr ruhige Hirnströme hat und nicht aggressiv ist. Das Tier setzt sich vielleicht sogar einen Moment zu ihm. Ein normaler Wissenschaftler würde sagen: Das ist ein Indianer, der aufgrund des Fastens ein Glukosedefizit im Hirn hat und halluziniert …

Wenn es keine Halluzination ist, was ist es dann?
Was passiert jetzt genau?
Auf einer inneren Bewusstseinsebene spricht dieser sitzende Mensch mit dem Tier. Menschen und Tiere können ohne Weiteres derart kommunizieren. Er fragt das Tier: »Willst du mein Lehrer sein?« Das Tier sagt: »Ich bin dein Gefährte, ich bin dein Lehrer, ich werde dir sagen, was du in deinem Leben tun sollst.« In meinem Beispiel sagte Tallbull, der Steppenwolf habe zu ihm gesagt: »Du bist Botschafter. Du bist Botschafter zum grünen Volk der Pflanzen, und du bist Botschafter für den Stamm. Deine Aufgabe ist es, mit diesen zu reden und zwischen ihnen zu vermitteln.« Tallbull wusste augen-

blicklich: Das bin ich und das mache ich. Es bestanden keine Zweifel mehr, denn ein Medizintier hatte ihm das gesagt. Danach ging er zurück und war gesegnet durch die Gottheit, die ihm durch diese Gestalt erschienen war. So gewann er Klarheit für sein Leben.

In unserer heutigen Kultur, die alles psychologisiert und auf Symbole zurückführt, werden solche Erlebnisse nicht sehr ernst genommen. Es sind jedoch reale Begegnungen mit diesen Tieren. Wir denken, Tiere sind vielleicht beseelt und ganz nett, aber sie haben keinen Geist. Wie könnten sie demnach Lehrer sein? Der Mensch betrachtet sich selbst meist als Krone der Schöpfung.

Bei uns im Westen werden Visionssuchen angeboten. Können Menschen dort den Sinn, die Aufgaben ihres Lebens finden?
Oft sind diese Visionssuchen bei uns nicht sehr tief gehend, sondern mehr eine esoterische Spielerei. Viele bilden sich ein, eine Lebensvision erfahren zu haben. Wenn mir Leute davon erzählen, spüre ich, dass es häufig nicht sonderlich in die Tiefe führt – der Tiefgang zeigt sich erst in der Umsetzung im Alltag: Eine solche Erfahrung verändert das Leben tatsächlich radikal.

Wie können Tiere sonst noch mit uns reden?
Früher wurde geglaubt, dass zu heiligen Zeiten wie bei der Sommersonnenwende, in der Johannisnacht oder in der Weihnachtszeit die Tiere reden können. Dass in der Heiligen Nacht die Tiere reden können im Stall, hörte ich erstmals im Emmental in der Schweiz. Als ich dort Ende der 1970er-Jahre bei einem Bauern arbeitete, war alles noch sehr ursprünglich. Es

gab keinen Fernseher, lange nicht einmal einen Traktor; Pflügen und Eggen wurde noch mit den Pferden bewerkstelligt.

An Weihnachten hatte die Bauersfrau Spaghetti gekocht für die Hühner – sie haben sich total gefreut! Dann gingen wir in den Stall und sangen Weihnachtslieder für die Kühe und die Pferde – die Kühe gaben tatsächlich mehr Milch am nächsten Tag.

Der sechzehnjährige Bauerssohn hatte gehört, die Tiere könnten in der Weihnachtszeit reden; er wollte schauen, ob das wirklich stimmt, denn er glaubte es nur halb. In der Weihnachtsnacht nach der Bescherung – es war der einzige Tag, wo wir in die gute Stube durften als Knechte – ging der Junge in den Stall und machte es sich bequem. Am nächsten Morgen sagte er, leider hätte er die Tiere nicht reden hören, denn er sei eingeschlafen. Nur einen Traum hätte er gehabt: Die drei neuen jungen Rinder sagten ihm, es gefalle ihnen gut auf dem Hof, aber sie hätten gerne etwas Salz. Als er das erzählte, fiel dem Bauern ein, dass er tatsächlich vergessen hatte, den Tieren Salz zu geben. Jetzt können wir uns fragen: Haben die Tiere nun geredet oder haben sie nicht geredet?

Sie lernten sehr früh von Tieren; insbesondere ein Huhn war Ihnen schon im Vorschulalter ein Vorbild.

Wir waren aus der russischen Besatzungszone geflüchtet und lebten in einer winzigen Dachkammer in der Stadt. Es gab nur Platz für eine kleine Pritsche, wo ich schlief, und ein schmales Bett, in dem meine Eltern schliefen. Weiter gab es eine Kommode, auf der eine Schale mit Wasser stand. Das Fenster war eine schräge kleine Luke. Wir wohnten fünf Jahre lang dort. Es war sehr eng. Die Nachbarn hatten Hühner. Deren Flügel waren ungestutzt, und eines Tages sah ich, wie eines dieser

Hühner plötzlich auf ein dreistöckiges Gebäude flatterte. Ich war ganz und gar fasziniert. In der Nacht darauf erschien mir das Huhn und sagte: »Ich kann dir das Fliegen beibringen.« Zu dieser Zeit war ich fünf oder sechs Jahre alt.

Das Huhn hat mich durch dieses Flattern das Fliegen gelehrt. Ich flog nachts über die Stadt. Ich flog auch ganz hoch, bis zu den Wolken hinauf. Jede Nacht bin ich geflogen. Manchmal kamen irgendwelche Wesen hinter mir her, aber meistens konnte ich gut und ungehindert fliegen. Das Hinauffliegen ging prima, doch das Landen, das Hinunterkommen war schwierig. Ich spürte das jeweils stark in der Magengrube.

Ihre Seele konnte mit diesen Aus-Flügen trotz der bestehenden Enge eine gewisse Weite erfahren.

Meine Seele ging hinaus; das ist eine natürliche Fähigkeit, die wir Menschen haben. Die Seele kann fliegen. Nacht für Nacht, immer wieder. Aber es brauchte das Huhn, um mir das zu zeigen.

Die Menschen benötigen oft nicht nur einen einzigen Tierverbündeten, und dieser muss keineswegs so spektakulär sein wie ein Adler, ein Bär, ein Wolf oder ein Puma. Es kann auch ein Huhn, eine Taube, eine Ameise oder ein Käfer sein – das sind ebenso machtvolle Tiere.

Trotz dieser Seelenflüge sagen Sie von sich, Sie seien kein Schamane.

Ich bin Völkerkundler, und da wird der Begriff Schamane ganz spezifisch definiert. Ein Schamane gehört zu einer Stammesgesellschaft, er hat eine öffentliche Funktion. Der Schamane geht zum Wohl des Stammes auf eine schamanische

Reise oder auf einen schamanischen Flug. Er holt verlorene Seelen zurück und wirkt als Heiler. Auch begleitet er die Sterbenden hinaus, oder er setzt sich mit Krankheitsgeistern auseinander. Krankheiten werden als Wesenheiten gesehen, als Entitäten. Der Schamane kann mit ihnen reden, kann mit ihnen verhandeln, sodass zum Beispiel keine Seuche ins Dorf kommt. Eine solche Aufgabe habe ich nicht, das sind Aufgaben von Schamanen. Ich bin Ethnologe, Anthropologe und Schriftsteller.

Schamane ist also ein ganz spezifischer Beruf.
Es ist mehr, es ist eine Berufung. Ein Schamane hat die Techniken, um mit Pflanzen und Tieren in Kontakt zu kommen, perfektioniert. Die Anlagen zu diesen Fähigkeiten mögen bei mir da sein, sie sind aber bei vielen Menschen vorhanden! Wir leben hier nicht in einer Kultur, wo Schamanentum Sinn macht. Viele, die diese Fähigkeiten haben, kommen deshalb damit nicht zurecht. Wir leben nicht in einer schamanischen oder schamanenfreundlichen Gesellschaft. Die Fähigkeiten sind da, und manchmal werden auch schamanische Arbeiten verübt, einfach weil es notwendig ist.

Ein Huhn hat Sie zum Seelenflug inspiriert ... Gab es ein weiteres Tier in Ihrer Kindheit, das Sie nachhaltig geprägt hat?
Große Helfer waren für mich die Ameisen. Die Umstände in der Nachkriegszeit und diese ganze Enge waren sehr schwierig. Ich war sehr verträumt und kam mir in der Schule wie im Gefängnis vor. Einzig der Zeichenunterricht gefiel mir. Vor der Ameisengeschichte möchte ich eine kleine Begebenheit erzählen, die illustriert, wie unwohl mir in der Schule war:

Meine Schulnoten waren sehr schlecht, und eines Tages mussten wir ein Notenblatt zum Unterschreiben nach Hause mitnehmen. Ich befürchtete, ausgeschimpft zu werden. So radierte ich die Noten aus und gab mir bessere Noten. Zuerst schaute es die Mutter an, dann der Vater. Er sagte: »Was ist denn das hier? Das sieht ja seltsam aus.« Zum Glück antwortete meine Mutter: »Na ja, vielleicht hat die Lehrerin einen Fehler gemacht und es ausradiert.« Ich war froh über ihre Begründung, aber ich musste das Zeugnis wieder zurückbringen zu dieser bösen Lehrerin. Ich habe also nochmals radiert, und dabei entstanden Löcher im Papier. So flog natürlich alles auf – ach, die Schule war eine solche Qual … Was mir später die Ameisen zeigten:

Es gab in der vierten Klasse einen Wochenausflug in die Heide, die wunderschön blühte; Schafe und Hirte waren da, es wuchsen alte Kiefernbäume. Wir konnten Boote aus Kiefernrinde schnitzen und uns im Wald austoben. Das tat alles sehr gut. Eines Tages saß ich da und schaute den schönen großen Waldameisen zu, wie sie bauten. Ich beobachtete, wie sie einander auf ihren Wegen mit ihren Fühlern begrüßten und dann weiterkrabbelten. Ich sah, wie sie große Lasten, zum Beispiel ganze Raupen, schleppten. Ich sah, wie Torwächter sie in den Bau hineinließen und was da sonst noch alles abging an sozialen Interaktionen. Das war einfach fantastisch!

Sie gingen voll hinein in diese fleißige Ameisenwelt.

Genau, ich war auf einmal gänzlich in dieser Welt. Später sollten wir einen Aufsatz schreiben, was wir während der Woche in der Heide erlebt hatten. Da schrieb ich über die Ameisen. Ich schilderte alles ganz genau, was und wie ich es gesehen hatte. Also keine Fantasie, sondern ich schrieb lediglich meine

Beobachtungen auf. Nach den Korrekturen kam der Lehrer und fragte mich, wo ich das abgeschrieben hätte. »Ich habe das nicht abgeschrieben«, sagte ich, und er schimpfte: »Hör auf zu lügen! Sag mir, wo du das abgeschrieben hast!« Er war sehr ärgerlich, aber es stimmte, ich hatte es nirgends abgeschrieben. Ich merkte das erste Mal, dass ich anscheinend im Schreiben eine Begabung habe.

Es ist, als hätten die Ameisen mir das beigebracht. Das Schreiben ist eine Art Ameisenarbeit. Diese kleinen schwarzen Buchstaben in einer Zeile ähneln einer Ameisenstraße, eine Ameise nach der anderen. Und es ist ein Ameisen-Fleiß, diese Buchstaben da hinzubringen. Die Ameisen haben mir nicht nur den Mut zum Schreiben gegeben, sondern mir den Lebensweg bereitet – ich lebe ja heute hauptsächlich vom Schreiben.

Haben Sie die Ameisen als Kind bewusst als Helfer erlebt oder kam diese Einsicht erst später?

Ich betrachtete die Ameisen schon als Kind als kleine Freunde; ich habe sie immer sehr lieb gehabt. Das war die Verbindung auf der Gemütsebene. Später erkannte ich, dass ich damals in der Heide mit den Ameisen eine Wesensbegegnung hatte. Ich würde auch nie absichtlich auf eine Ameise treten oder die Ameisen in ihrem Tun stören.

Als ich mit elf nach Amerika kam, sah ich, dass es eines der Lieblingsspiele der Nachbarskinder war, Ameisen zu zertreten. Das hat mich fertiggemacht. Mir kam es vor, als würde ich selbst zertreten.

Auge in Auge mit wilden Tieren

Sie hatten in Amerika sehr viele Erlebnisse mit Tieren.

Ja. Vor etlichen Jahren war ich mit meinem damals sechzehnjährigen Sohn in Amerika, er sollte seine Verwandten kennenlernen; auch konnte er dort seinen Führerschein machen. Zwei seiner Schulfreunde reisten mit. Wir kamen in Chicago an, mieteten ein großes Auto, und da die Verwandten von Seattle bis Minnesota und Illinois verstreut sind, fuhren wir viel Auto, um sie alle zu besuchen. Nach einigen Tagen verleidete den Jungs die Fahrerei, und so schlug ich vor, wandern zu gehen. Die Jungen wollten nicht mitkommen; schließlich zog ich alleine los. Es war in Wyoming, an dem Ort, wo ich früher öfters mit einem Medizinmann an einen heiligen See gegangen war und mit ihm gesessen hatte. Er erzählte mir damals, dass der See für die Indianer wie ein Fenster in die andere Welt ist: Sie sehen darin die Büffel und die Geister, die einst gingen, als die Weißen kamen. Der Indianer sagte, dass, wenn die Zeiten wieder gut werden, die Büffelherden wieder aus der Tiefe kommen würden.

Sie sind also allein zu diesem heiligen See gegangen, den Sie von früher kannten.

Ja, und ich war noch ganz im Kopf und im Fahren drin; ich überlegte noch dieses und jenes und war dabei schon vollkommen in der Wildnis. Kein Mensch war weit und breit. Plötzlich hörte ich ein Rasseln, so etwas wie tschschsch ... Es war eine Klapperschlange! Ich bin fast über sie gestolpert, ich war so wenig präsent. Die Schlange war zusammengerollt, schnellte nun hoch und sprang mich an. Ich konnte mein Bein in letzter Sekunde vor diesem offenen Maul wegziehen. Um ein Haar hätte sie mich gebissen – und das in dieser einsamen, verlassenen Gegend. Das hätte ich nicht überlebt. Ein »normaler« Amerikaner hätte wohl ein paar Steinbrocken genommen und dieses »Teufelsbiest« getötet.

Ich ging etwas zurück auf gute Distanz, etwa zwei bis drei Meter. Die Schlange rollte sich wieder zusammen, bereit zum nächsten Sprung, und die Zunge schlängelte in meine Richtung. Tiefschwarze Augen schauten mich an. Dann setzte ich mich hin und meditierte mit der Schlange. Mir kam in den Sinn, dass auch Götter mit den Schlangen verbunden waren, zum Beispiel Shiva mit den Kobras.

Mit einer Klapperschlange meditieren? Was können wir uns darunter vorstellen?

Ich nahm wahr, wie mich diese leuchtenden, obsidianschwarzen Augen anschauten. Ich merkte: Das ist ein uraltes Bewusstsein, das mich anblickt! Es ist viel älter als die Menschen. Schlangen sind Reptilien und haben schon vor zweihundert Millionen Jahren gelebt. Aus der Zeit der großen Echsen, der Dinosaurier, sind sie übrig geblieben. Diese Klapperschlange war wie ein Urwesen. Mir wurde klar, dass es die Erde selbst war, die mich durch die Schlange anschaute. Es war eine Art Dialog. Jetzt wurde mir auch klar, was die Indianer meinen, wenn sie sagen, dass das hier heiliger Boden sei. Man geht nicht mit einem abstrakten Alltagswissen durch, hier ist Präsenz gefragt. Das ist geweihter Boden. Dies offenbarte sich mir in dem Dialog.

Später verschwand die Schlange, und ich schaute mich um, wo ich war. Ich sah jetzt eine Insel im See und nahm mir vor, zu dieser Insel zu schwimmen.

Ich ging also zurück und holte meinen Schlafsack. Die Jungs ließ ich machen, was sie wollten; sie gingen in ein Internetcafé und waren zufrieden. Ich packte meine Sachen in einen Plastikbeutel und schob ihn beim Schwimmen vor mir her, bis ich endlich auf der Insel ankam. Hier gab es nur Vögel. Sie haben rumgemeckert, als ich auf die Insel kam. Überall war Vogelkot, und in den Büschen und Hängen waren Riesennester der kanadischen Gänse, die hier Zwischenstation machten. Ich setzte mich ans Ufer. Auf einmal kam ein großer Wels und schwamm ganz nahe an mich heran; er schaute mich aus dem Wasser an. Ich merkte nun, dass hier ein ganz und gar magischer Ort war.

Das verdanke ich der Schlange. In der Nacht erlebte ich einen fantastischen Sternenhimmel, am nächsten Morgen schwamm ich dann zurück.

Tiere erinnern uns an etwas Zeitloses.
Sie erinnern uns, wo wir sind und wer wir sind. Das Hier und Jetzt ist ein ganzes Feld. Da gehört auch alles dazu, was mit der Vergangenheit in Resonanz steht. Die Steine, auf denen ich saß, waren aus uraltem Vulkangestein – auch das resonierte noch mit. Alles, was an einem Ort je geschehen ist, resoniert.

Dieser heilige See wird von den Indianern besucht, und sie schauen hinein wie in einen Spiegel. Sie schauen in die geistige Welt. Auch die Vergangenheit und die Zukunft bündeln sich im Hier und Jetzt.

Die Zeit löst sich bei dieser meditativen Schau auf. Deshalb konnte der Indianer auch sagen, dass die Büffelherden wiederkommen werden, wenn die Zeiten besser sind.

Ja, wir sind eingebettet in der Ewigkeit, und die leuchtet auch hindurch. Zu den dort lebenden Indianern kam zuallererst ein Missionar, ein holländischer Jesuit. Sie wussten nicht, ob sie ihn skalpieren oder in Ruhe lassen sollten. Da sagte der Häuptling zu ihm: »Geh mal hin zur Büffelherde und berühre den Leitbüffel.« Er machte das, und die Indianer ließen ihn in Ruhe.

Die Anwesenheit des Missionars störte jedoch die »little people«, die »kleinen Leute«, das sind die Naturgeister. Sie zogen mit Sack und Pack zum See und verschwanden unter der Oberfläche. Auch die Büffel verschwanden bald, nachdem die Weißen kamen. Sie gingen genauso in die andere Welt. In einem anderen Bewusstseinszustand können sie jedoch von den Indianern noch wahrgenommen werden. Und diese andere Welt, sagen sie, ist die Welt der Großmutter; diese Welt ist unter der Erde. Wenn man die Beschreibungen dieser Großmutter hört, entspricht sie mythologisch unserer Frau Holle.

Sie sind in Amerika auch schon einigen Bären begegnet.

Ich hatte viele Begegnungen mit Bären. Zuallererst im Yellowstone-Gebiet, da gibt es zahlreiche Bären. Hier arbeitete ich einmal als Lastwagenfahrer und füllte Lagerhallen. An dem

Platz, wo ich wohnte, war eine Bärin mit zwei Jungen, ganz nah im Wald. Ich konnte sie fast jeden Tag sehen. Einmal gab es ein Schneegestöber, und es war herrlich, wie die kleinen Bären mit den großen Flocken spielten. Sie jagten einander und kommunizierten, indem sie Laute von sich gaben. Man gewöhnt sich an die Bären. An den Wochenenden wanderte ich immer und schlief draußen in der Wildnis. Ich wusste, die Bären würden mir nichts tun.

Es kann aber auch gefährliche Situationen geben.

Etwas Brenzliges ist mir tatsächlich auch schon passiert. Ich arbeitete einmal in einer Küche, dort briet ich Hamburger. Eine neue Lieferung von Hamburgern aus Hackfleisch kam. Ich holte die Hamburger herein und ließ die leeren Kisten draußen, weil ich sie am Nachmittag verbrennen wollte. Als ich hinausging, sah ich einen Schwarzbären, der an diesen blutigen Kisten leckte. Weil ich die Bären gewohnt war – man sah sie ja immer –, rief ich: »Hey, weg da, weg da!« Ich herrschte den Bären an, als wäre er ein Hund; in dieser Situation würden Hunde wegrennen. Der Bär schaute mich jedoch ganz ruhig an. Er fixierte mich mit seinen Augen, dann grunzte er tief. Mit einer Pranke haute er auf den Karton, der meterweit durch die Luft flog, und darauf rannte er auf mich zu. Ich machte schnurstracks kehrt und rannte, so schnell ich konnte, zum Haus zurück. Bei der Hintertür hatte er mich eingeholt, er war direkt an meiner Ferse. Zum Glück war die Köchin da und nahm geistesgegenwärtig eine mit Ammoniak gefüllte Wasserpistole, die auf dem Fensterbrett lag. Sie traf den Bären direkt auf die Schnauze. Ein Bruchteil einer Sekunde, und der Bär hätte mich erwischt. Der Bär verzog sich dann und rieb sich die Nase.

Ein oder zwei Klapse eines Bären sind für einen Menschen meistens tödlich. Der Bär tut das nicht in der Absicht zu töten, sondern einfach um zu zeigen, wer hier das Sagen hat.

Sie sind auch schon Grizzlys begegnet.

Ein äußerst eindrückliches Erlebnis hatte ich, als ich zwei Tage in den Rocky Mountains – völlig in der Wildnis – wanderte. Es war eine tiefe Erfahrung mit Tieren. Auf dieser Wanderung traf ich keinen einzigen Menschen. Am Ende des zweiten Tages herrschte eine Art magische Zeit. Der Himmel war orangeblutrot-violett, wie man es nur in den Rocky Mountains erleben kann, und die Steppenwölfe sangen. Es hörte sich an wie ein Geisterchor; sie antworteten einander, und es gab Echos in den Canyons. Ich liebe Bach – aber wenn man so etwas hört, braucht man keine Bachchoräle mehr. In einiger Entfernung sah ich eine Herde von Gabelböcken. Die Amerikaner nennen sie Antilopen. Einer der Böcke kam auf mich zu und hielt direkt vor mir an. Ich erschrak, denn ich sah seine imposanten Hörner. Ich schaute um mich, ob ich vielleicht einen Stock finden würde, um mich zu wehren. Die ganze Zeit nahm der Bock die Witterung auf; er sog tief und laut Luft durch seine Nüstern ein. Plötzlich entließ er diese Luft mit einem Schlag – das hörte sich wie ein Gewehrschuss an! Es ging mir durch Mark und Bein.

Der Bock war wohl auf metaphysischer Ebene ein Schwellenhüter. Der Geist der Wildnis, eine Art Gottheit. Und dazu der Gesang der Steppenwölfe. In diesem Gebiet sind nie Menschen – vielleicht war es auf einer anderen Ebene auch ein Gruß.

Nachdem der Gabelbock verschwunden war, wollte ich mir einen sicheren Platz zum Schlafen suchen. Ich sah einen

Hügel und dachte, hier hätte ich einen Rundblick und wäre daher sicher. Ich ging den Hügel hoch, und als ich über die Rundung kam, standen auf einmal drei Bären vor mir. Es waren keine Schwarzbären, sondern Grizzlys. Alle drei richteten sich auf und hielten ihre Tatzen nach oben, nur wenige Meter entfernt von mir. Ich schaute direkt in die Augen der Bären. Es leuchtete wie Sonnenlicht; es war, als ob ich direkt in die Sonne schauen würde. Ich war weg. Es war, als ob Gott direkt vor mir stünde ... Total überwältigend! Ich war in einer tiefen Trance, gänzlich in weißes Licht gehüllt. Auf einmal hörte ich ein Brummen. Ich kam zu mir, und die größte Bärin ließ sich jetzt auf alle viere nieder. Sie ging nun ganz nahe an mir vorbei, ich hätte sie berühren können. Die andern zwei folgten ihr.

Dieses Erlebnis war wie eine Göttererscheinung, ganz und gar eindrücklich. Die erste Bärin war die Mutter und die andern zwei fast ausgewachsene Jungtiere. Früher war es so, dass die Gottheiten immer in dreifacher Gestalt auftraten, auch im Christentum ist die Gottheit eine Trinität. Ebenso bei den Kelten waren die Götter immer dreifach.

Ein Hirnphysiologe würde sagen, Sie hätten einen Schock gehabt und Ihr Hirn hätte eine biochemische Reaktion gezeigt.

Gut möglich. Doch es war ein äußerst tiefes seelisches Erleben. Ich werde das nie im Leben vergessen. Erlebnisse wie das mit der Klapperschlange oder den drei Bären haben eine Qualität, welche die Seele wandelt.

Von außen gesehen sucht man, wenn man es nicht selbst erlebt, nach Erklärungen. Diese Erklärungssucht, die sich über die Phänomene stellt, ist ein Ausdruck von Lebensangst.

Apropos Angst: Hatten Sie keine Angst, als die drei Grizzlys plötzlich aufrecht und mit erhobenen Tatzen vor Ihnen standen?
Wenn die Bären nicht so unmittelbar da gewesen wären, hätte ich wahrscheinlich einen Schreck bekommen und Zeit gehabt, mich zu ängstigen. Bären sind hochsensibel. Sie können Angstschweiß von Menschen über einen Kilometer weit riechen, und das macht sie nervös. Sie sind dann gestresst und wehren sich.

Die Tiere tun einem meist nichts. Sie sind nur neugierig. Der Mensch ist derjenige, der schnell Angst hat und aggressiv wird. Tiere übernehmen die Angst der Menschen, sie springt auf die Tiere über. Ich sehe das bei mir zu Hause mit meinen Hunden. Es kommen Wanderer vorbei, und die Hunde sind ganz still und friedlich. Andere wiederum gehen vorbei, und plötzlich rennen die Hunde hin und kläffen. Die Hunde spiegeln die Angst der Menschen.

Hat es für Sie eine große Bedeutung, wenn ein Wesen Sie anschaut?
Blicke können einen berühren. Vor ein paar Tagen ging ich in den Garten und beobachtete eine Weinbergschnecke. Sie streckte ihre Stielaugen aus, und ich merkte, wie sie mich intensiv anschaute; ich spürte ihren Blick sehr gut. Das war ein Erlebnis!

Schauen ist nicht ein passives Registrieren. Vielmehr ist Schauen ein Hineingehen und Ergreifen. Menschen spüren es oft sehr gut, wenn sie von hinten angeschaut werden. Blicke können wir spüren. Es ist eine Energie, eine seelische Berührung. Augen sind Fenster zur Seele. Ich merke das beispielsweise beim Fotografiertwerden an Seminaren. Es gibt Menschen, die fotografieren liebevoll, es ist wie ein sanftes Berühren; bei anderen ist es fast wie ein Schuss oder ein Schlag. Ein Blick kann sehr unterschiedliche Qualitäten haben.

Wenn ich auf einer Wanderung nach einer Wegbiegung unvermittelt einer Gämse oder einem Steinbock gegenüberstehe, ist das oft sehr beflügelnd.

Eine solche Begegnung tut der Seele sehr gut. Das Numinose schwingt mit, wir werden von etwas berührt. Die Tiere sind nicht nur das, wie sie äußerlich den Zoologen erscheinen, mess- und beschreibbar. Tiere sind sehr viel mehr. Wenn keine Tiere mehr da sind, verkümmert der Mensch seelisch.

Wir sind einmal im Yellowstone-Nationalpark im Kanu einen Fluss hinuntergepaddelt. Nach einer Biegung stand plötzlich mitten im Wasser ein Elchbulle. Er hätte uns aufgabeln können. Zum Glück ging er weg – aber erst, als wir fast mit ihm zusammengestoßen waren.

Wenn man Wölfe hört oder einem Elch begegnet, sind das Erlebnisse, die dem Leben Würze geben.

Das Transzendente, das Wissen, dass da noch etwas anderes ist, etwas, das durch diese Tiere hindurchscheint … Ist es manchmal auch mehr als Würze?

Ja, manchmal ist es mehr als Würze. Es ist Essenz. Wenn man von Weitem ein wildes Tier sieht bei einer Wanderung – das macht das Wandern aufregend; vielleicht ist das nicht ein so tief greifendes Erlebnis. Trotzdem ist auch da eine Urerinnerung – schließlich haben wir lange mit diesen Tieren gelebt.

Der alte Squamish-Häuptling See-Yahthl sagte, dass die Seele der Menschen an Einsamkeit zugrunde gehen wird, wenn die wilden Tiere alle verschwunden seien. Denn alles, was den Tieren widerfährt, widerfahre auch den Menschen.

Haustiere und Nutztiere

Kommen wir zu den Haustieren. Ich meine jetzt nicht Nutztiere, sondern Heimtiere. Was holen sich die Menschen da?
Oft ersetzen Tiere Kinder oder Menschen allgemein. In einer Welt, wo Gefühle nicht viel Platz haben, müssen diese Tiere häufig Ersatz bieten für menschliche Wärme. Es ist eine Last, die von diesen Tieren getragen wird. Haustiere oder Tiergefährten gibt es jedoch auch bei Naturvölkern. Jemand findet ein Jungtier und nimmt es mit, das gibt es immer wieder. Aber das ist nicht vergleichbar mit dem Kult, wie er bei uns betrieben wird. Mir tun diese Tiere leid. Die Einsamkeit der Menschen, die zunehmende Zahl von Singles und Einzelkindern – Tiere müssen viel auffangen. Oftmals werden sie überfüttert, und Hunde sind fast immer an der Leine. Viele Heimtiere leben ein sehr künstliches Dasein.

Haustiere haben oft eine heilende Ausstrahlung. Die Tiere halten das künstliche Leben aus, weil sie geliebt und gebraucht werden, aber richtig glücklich sind sie dabei nicht. Die Hunde sind dann beispielsweise ganz aufs Herrchen oder Frauchen fixiert.

Gerade bei Hunden ist das in vielen Ländern ganz anders.
Ich habe das bei den Indianern und in Indien gesehen, wo die Hunde frei herumlaufen. In Indien begegnet man beim Wandern manchmal einem Hund, hat Augenkontakt mit ihm, und der Hund »fragt« einen, ob er ein bisschen mitwandern dürfe. Wenn ich innerlich sage, ja, komm mit, dann bleibt er eine Weile, und ich gebe ihm ein bisschen Futter. Später geht er wieder weg – es ist ein freies Verhältnis. Es gibt auch Hunde, welche die Menschen nicht mögen, und wieder andere hängen bei den Verbrennungsplätzen herum, so wie kleine Superkapitalisten; die meisten sind fett, haben Krätze, und sie knurren böse, um ihren Fraß zu verteidigen. Und man sieht auch Schakale. Sie haben nichts mit den Menschen zu tun, obwohl sie aussehen wie Hunde. Sie haben einen gewissen Stolz, und man merkt, dass sie nie geknechtet wurden, auch waren sie nie an einer Leine.

Nun zu den Nutztieren: Wie sehen Sie die heutige Lage?
Ich lebe auf dem Berg. Da ist es still, und es gibt weit herum keine Nachbarn. Im Sommer kommt das Vieh hoch. Es ist immer eine spezielle Kuh, die den Geist dieser Kuhherde verkörpert. Sie ist besonders aufmerksam. Als ich einmal am Abend hinging und dieser Kuh begegnete, war es, als ob sie mich fragen würde: »Wie lange müssen wir das alles ertragen, diesen Stacheldraht, diesen Elektrozaun, diese Ausbeutung, dieses Geprügeltwerden?« Eine Tierärztin sagte mir, die Kühe hätten heutzutage nur noch sehr wenige Laktationsperioden, dann sei die Hochleistung vorbei und sie werden geschlachtet. In Amerika bekommen Kühe Wachstumshormone, das Bovine Somatotropin, gespritzt, damit sie noch mehr Milch geben. Sie können kaum gehen, so groß sind die Euter.

Sie haben Entzündungen und bekommen oft Antibiotika. Es entstehen zunehmend resistente Keime, sodass uns Antibiotika bei wirklich schlimmen Erkrankungen immer häufiger nicht mehr weiterhelfen. Es ist eine Fehlsicht zu meinen, die Natur sei draußen und etwas anderes, von uns Getrenntes. Als ob Mensch und Natur Gegensätze wären!

Tiere werden häufig nur noch von ihrem Nutzaspekt her gesehen, und es wird vergessen, dass es Lebewesen sind.

Dieselbe ausbeuterische Mentalität übertragen wir auch auf uns selbst. Insektizide wurden aus Kampfstoffen, die im Ersten Weltkrieg zur Anwendung kamen, entwickelt. Der Einsatz von Insektiziden und Pestiziden bringt die Ökosysteme weltweit stark aus dem Gleichgewicht. Dasselbe Denken verwenden wir auf die innere Ökologie, auf den Menschen. Dann sehen wir Keime, Bakterien oder Viren, die bekämpft werden müssen. Sie werden mit Antibiotika behandelt. Das verursacht in der Mikroflora in unserem Körper massive ökologische Schäden – das Gleichgewicht wird gestört.

Ein weiterer Zusammenhang: Auch die Menschen werden in den Schulen »herangezüchtet«, um bestimmte Funktionen zu übernehmen. Die feineren Sinne werden gestutzt. Das Im-Körper-Sein wird behindert, damit man Funktionen ausführen kann. Was wir den Tieren antun, ist tatsächlich das Gleiche, was wir uns selbst antun.

Ich kann es nicht verstehen, wie Menschen heute mit Tieren umgehen, so als seien sie tote Materie. Dieses Einsperren und Kastrieren und Enthornen und Mästen! Es ist gottlos – man denke auch an die Millionen von Wirbeltieren, die jährlich in wissenschaftlichen Experimenten verschlissen werden.

Heißt das, es ist besser, kein Fleisch mehr zu essen?
Nein, das heißt es nicht. Das sollte man mal den Inuits oder den Indianern sagen!

Die Großmutter in Wyoming servierte einmal den Indianern, die ihr bei der Arbeit geholfen hatten, Bohnen und Kartoffeln. Da sagten sie: »Wir sind Indianer, wir brauchen Fleisch!« Jetzt könnte ein Esoteriker erwidern, das ist doch brutal, da ist keine Spiritualität. Den Indianern dürfen wir jedoch die Spiritualität nicht absprechen. Einige mögen das nicht gerne hören, aber wir sind physiologisch gesehen Allesfresser wie die Schweine. Wir haben mit den Backenzähnen eine große Kaufläche wie die Mahlzähne der Pflanzenfresser, und wir haben Eckzähne ähnlich den fleischfressenden Raubtieren; wir können also Pflanzen und Fleisch essen, wenn wir möchten.

Wie viel Fleisch essen Naturvölker?
Vergleichende kulturanthropologische Studien zeigen, dass im Durchschnitt achtzig Prozent der Nahrung pflanzlich und der Rest tierisch ist. Meistens war es bei Völkern mit primitiver Arbeitsteilung so, dass die Frauen und Kinder sammeln gingen, sie waren also eher zuständig für die Pflanzen. Gesammelt wurden natürlich auch Kleinst- und Kleintiere. Großwild war jedoch meist Männersache. In vielen primitiven Mythologien wird deshalb der Frau eher das Leben und Gebären zugesprochen und dem Mann das Jagen, Erobern und Töten.

Ein paar Männer ziehen zusammen los, und sie gehen oft tagelang, ehe sie ein Wild finden und stellen. Das schleppen sie zurück, und dann gibt's ein Fest. Fleisch gab's also bei den meisten nicht jeden Tag, es war etwas Besonderes.

Sie sagten einmal, dass sich diese Tiere den Menschen schenken. Was meinen Sie damit?

Die Tiere werden nicht einfach geraubt. Der Hüter der Tiere oder die Mutter der Tiere werden um Nahrung gebeten. Sie sind übersinnliche Wesen, sie repräsentieren den Gruppengeist der Tiere. So sahen es auch die Indianer. Dazu gibt es Zeremonien, in denen der Jäger in schamanischer Trance in die andere Welt reist. Er sagt nun: »Bitte, wir haben Hunger, kannst du uns etwas schicken? Schick uns etwas, damit wir Kraft bekommen. Ihr nehmt uns ja auch ab und zu, indem ein Tier einen Menschen tötet.« Man kennt das in Australien und anderswo. Viele ursprüngliche Jäger tanzten den Tiertanz, um sich auf diese Tierebene einzustimmen. Sie sehen in der Vision das Tier und den Ort, wo es ihnen gegeben wird. Das Tier erscheint schließlich dort in Wirklichkeit, und es wird dankbar genommen.

Anders als der moderne Jäger, der mit Infrarot und Kartierung hingeht und dann ein Tier ermordet. Ein Tier einfach zu nehmen, ohne dass es gegeben wurde, ist Mord. Bei den Cheyenne-Indianern war das sogar beim Pflanzensammeln so: Die Pflanzen wurden erbeten.

Das Tier wird also zuerst freigegeben, und der Jäger weiß dann, wo dieses Tier erscheinen wird. Das Tier kommt und bleibt meist still stehen, bereit für den Abschuss.

Dies verläuft vollkommen anders als unsere heutige Fleischproduktion, wo sehr großes Leiden herrscht. Dieses Leiden der Tiere nehmen wir mit, das ist dann unser Karma.

Falls wir Fleisch essen, sollten die Tiere artgerecht gehalten werden.

Ja, und dies hängt zusammen mit unserer inneren Haltung. Dazu ein Beispiel: Ich habe einen polnischen Bauern in

Amerika kennengelernt. Er war ein wunderbarer Mensch und Pilzliebhaber. Als wir einmal durch den Wald gingen und er einen Steinpilz sah, ging er auf die Knie und rief laut: »Look here, ein Steinpilz!« Er hat Steinpilz auf Deutsch gesagt *(lacht)*. Der Bauer liebte nicht nur Pilze, sondern auch Schweine. Schweine sind auch Pilzliebhaber. Dieser Mann war verbunden mit der Schweineseele. Er hatte immer Schweine, die Schweine liebten ihn. Sie kamen zu ihm, und er tätschelte sie und konnte mit ihnen reden. Ab und zu hat er ein Schwein geschlachtet. Und wenn einer dieser seltenen Schlachttage war, gab es ein Fest für die Familie und Freunde. Der Bauer ging an diesem Tag zu dem betreffenden Schwein und sagte: »So, heute kommst du in den Himmel!« Er selbst trank an diesem Tag keinen Alkohol und aß auch nichts. Nur die andern haben gefestet. Dann erschoss er das Schwein. Er hängte es auf, enthaarte es und nahm es aus. Dabei redete er immer mit dem Schwein. Er sagte, die Seele, der Geist des Schweins, sei noch da. Das ist etwas völlig anderes im Vergleich zu dem, was heute mit den Schweinen geschieht. Er redete mit der Schweineseele genauso wie wir früher mit unseren Verstorbenen sprachen beim Leichenwaschen und beim Anziehen und Kämmen. »Was hast du für schöne Haare«, sagte man zu einem Toten, »ich kämme sie dir.« Ein Materialist würde sagen, das ist alles nur Fantasie oder Kompensation.

Liebevoll sprach er mit diesem Schwein. Er nahm die Leber heraus und sagte: »Ah, hast du eine schöne Leber, was für feine Nieren du hast« usw. Es durfte auch nichts verloren gehen. Sogar das Blut wurde aufgefangen für die Herstellung von Blutwürsten und Blutsuppe. Alles wurde sehr sorgfältig und mit großem Bewusstsein getan. Ein Tier auf diese Art zu töten ist für mich vollkommen in Ordnung. Hier bleibt die Heiligkeit der Natur gewahrt.

Die Heiligkeit der Natur bleibt gewahrt – wenn das Göttliche im Bewusstsein ist?

In den Upanischaden heißt es: »Alle Nahrung ist Gott. Brahman ist Nahrung. Nur wer sich gewahr ist, dass er Gott isst, der isst wirklich.«

Die Inder waren in alten Zeiten keine Vegetarier. Sie aßen sogar die ihnen heiligen Rinder. Bei den germanischen Völkern waren die Pferde heilig. Die Pferde wurden in besonderen Hainen gehalten. An ihrem Wiehern und wie sie mit den Füßen scharrten, offenbarte sich für die Menschen der Götterwille. Es war ein Orakel. Pferdefleisch wurde nur rituell gegessen als totemische Mahlzeit. Als die Missionare kamen, wurde das absolut verboten. Wenn die Kirche etwas Bestimmtes verbietet, kann man oft davon ausgehen, dass es heilig ist. Es ging darum, das Heidnische zu bannen. Auch Kultplätze durften nicht mehr benutzt werden; häufig wurden an diesen Orten Kirchen gebaut – aber damit wurde der Ort gleich wieder markiert.

Alles, was ich esse, ist Gott – ein schöner Gedanke. Ich bekomme es jedoch nicht auf die Reihe mit Massentierhaltung, mit Einpferchung, mit Tierquälerei. Wo ist da Gott geblieben?

Alles ist heilig. Und Dinge wie Tiermast und Ähnliches sind eine Entweihung, eine Entheiligung. Es gilt, mit Bewusstsein zu essen und das Essen auch so zu sich zu nehmen, dass es einer heiligen Kommunion gleichkommt. Letztendlich ist alles, was wir als Nahrung zu uns nehmen, ein Opfer. Die Tiere bringen ein Opfer dar. Auch wir sind Nahrung. Im ganz einfachen Sinn Nahrung für die Würmer oder für die Geier. In einem tieferen Sinn sind wir auch Nahrung für die Götter und für die Dämonen – unsere Gedanken, unsere Einsichten sind Nahrung für die Götter. Die Götter freuen sich, sie erleben ihre Wonne in unserer Freude. Das ist Nahrung für sie.

Vor diesem Hintergrund können Sie also Fleisch essen?
Ja, und ich nehme es dankbar an. Ich sage dem Tier: »Danke für die Kraft, die du mir gibst.« Wichtig ist, wie und für was ich diese Kraft einsetze. Es ist wie ein Geschenk. In dem Sinne sind die Tiere, die geschichtlich älter als der Mensch sind, auch wie Mütter und Väter, die ihren Kindern ein Opfer bringen, damit sie leben können. Sie ermöglichen, dass es ihnen gut geht. Für die Tiere, die dieses Opfer bringen, hört es damit nicht auf. Es gibt auch ein Tier-Karma.

Das Helle und das Dunkle

Sie sagten, wir Menschen seien auch Nahrung für die Dämonen. Wie verstehen Sie das?
Einige Menschen werden sehr beeinflusst von Dämonen. Nicht im Sinne von gut und böse. Diese Dämonen geben ihnen jedoch Inspiration, Macht, Energien und Ideen. Sie wollen sich in diesen Menschen verkörpern. Es sind Titanen, die von den Devas, den Göttern, unter die Erde gebannt wurden und dort unten als Metalle oder Öl ihr Dasein fristen. Es heißt, dass am Ende der Zeit die Titanen ihre Fesseln reißen und nach oben kommen werden. Dann kommt Metall über die Erde, dann fließt das schwarze Blut der Erde. Metallstücke fliegen durch die Luft. Solch eine Welt werden wir erleben, heißt es.

Sind wir im Zeitalter der Titanen?
Es stimmt: Wir erleben einen Titanensturm, der die oberen Teile der Welt bedrängt, die Pflanzen zurückdrängt und die Landschaften zerreißt. Menschen, die Dinge wie Flugzeuge, Mobilfunk und Autobahnen erfinden, bekommen Inspirationen aus einer anderen Dimension. Sie empfangen titanische Kräfte. Sie werden belohnt dafür, dass sie den Titanen

den Zugang in die Menschenwelt oder in die Lebenswelt, nach Midgard, öffnen. Es sind platonische Mächte: zerfallende Materie, bei der Energie freigesetzt wird, Atomkraft.

Pluto, der schwarze mächtige Gott der Unterwelt, gibt bestimmten Menschen Inspirationen. Und so erfindet jemand die Kernspaltung und dergleichen. Wenn es einmal raus ist, ist es raus. Diese Mächte finden Menschen, die nicht Nein sagen können.

Ob dunkel oder hell: Werden wir von unseren Geistwesen inspiriert und beschützt?

Ja. Viele Menschen erhalten ihre Inspirationen auch von Devas und Lichtwesen. Zum Beispiel die Dichter, die ekstatische Poesie schreiben. Auch sie werden beschützt von ihren Göttern. Wir alle sind »Zuchttiere« dieser geistigen Wesen. Manche sind eben Titanen, und manche sind Lichtwesen. Ich kenne auch Menschen, die von Heinzelmännchen beschützt und geführt werden. Unsere Gedanken sind Nahrung für diese Wesen, wir öffnen ihnen damit unsere Türen. Wir sind sozusagen ihre Tiere.

Der südindische Weise Ramana Maharshi vom Berg Arunachala sagte einmal, dass wir Nahrung für die Götter seien, uns die Götter also auffressen würden. Da erwiderte der Schriftsteller und Tierschützer Romain Rolland, er fände das schrecklich. Und Ramana Maharshi sagte: »Nein, das ist Ekstase! Wir sind wie das Wachs, und der göttliche Geist, der uns frisst, ist wie das Licht, das uns die Substanz wegnimmt. Und wir leuchten in der Ekstase.«

Leuchten in Ekstase – das ist doch genau das, was Menschen sich zutiefst ersehnen. Und gleichzeitig besteht eine immense Angst davor.

Für das Ego ist das entsetzlich! Es fürchtet sich vor allem, was in diese Richtung läuft. Die Auflösung des Egos wird zwar ersehnt, kann aber große Angst machen. Wir fürchten uns im Prinzip vor dem, was der Spruch aus den Upanischaden besagt: Alles ist Nahrung.

Lichtwesen und Dämonen: Erkennen wir, wer durch wen inspiriert wird?

Das sind große Fragen. Wir sind von humanistischen Gedanken geprägt und von einem Menschenbild als Ziel und Krone der Schöpfung. Viele glauben daran. Die Griechen dachten sich ihre Götter in Menschengestalt. Das war jedoch nur eine kulturgebundene Imagination. Es gibt auch andere, etwa in Indien:

Dort wird geglaubt, dass Götter, Dämonen, Engel, Elfen, Devas und wie alle diese Wesen heißen, tatsächlich in Menschengestalt erscheinen können. Diese Wesen können viele verschiedene Gestalten annehmen. Sie werden auch als solche erkannt. Mit einem gewissen Blick kann man sehen, welche Wesenheit in welchem Menschen wirkt. Das klingt für uns wie fantastische Spinnerei, aber in einer anderen Kultur ist das eine übliche Sichtweise. In Indien können wir diesen Blick tatsächlich lernen. Dabei hilft es, sich vegetarisch zu ernähren, weil man dadurch ein bisschen schwebender wird und etwas weniger verschlossen ist. Nicht zu vergleichen jedoch mit vielen Vegetariern im Westen, die oft auf dem Egotrip sind.

Haben Sie Beispiele für Wesenheiten, die wir so erkennen können?
Aus diesem eher schwebenden Blickwinkel sieht man auf einmal Menschen kommen oder vorbeigehen und wird gewahr, dass diese Menschen ein wunderbares Leuchten, eine schöne Aura haben, und merkt: Das sind Gottheiten in Menschengestalt. Dann sieht man andere, und man merkt, das sind Rakshas, Dämonen in Menschengestalt. Starke Unterschiede in der Ausstrahlung werden sichtbar. Manchmal sieht man wunderbare, schöne Sänger, denen die Herzen nur so zufliegen; in ihnen sieht man Gandharvas, sie sind wie Elfen in Menschengestalt.

Zurück in Bern, denkt man: Mein Gott, hier gibt es viele Bären in Menschengestalt. Der Bärencharakter ist in dieser Stadt spürbar. Diese Blickweise führt zu einer anderen, neuen Wahrnehmung. Ein Mensch ist nicht mehr einfach der Mensch, wie wir ihn bisher betrachtet haben.

Und in Indien ist dies eine »normale« Sicht?
In Varanasi, wo wir wohnten, hielt sich ein amerikanischer Professor namens Rogers auf, ein Mormone. Er kam aus Saltlake City. Rogers wollte in Indien Hindi lernen, damit er die Hindus zum »wahren Glauben« bekehren konnte. Der indische Götterglaube war ihm suspekt. Er war ein sehr grober Mensch, aber sehr intelligent. Es war für die Leute dort völlig klar, dass er ein Raksha in Menschengestalt war. Wir haben oft untereinander gesagt: »Ach, Raksha Rogers kommt heute vorbei.« Man hatte mit ihm zu tun, das war in Ordnung, aber man wusste genau: Er ist ein Raksha. Und ein anderer kann ein Sant sein, ein Heiliger. Wenn ein Sant stirbt, wird er nicht verbrannt. Er braucht kein Feuer, das die Dämonen aus ihm herauslöst, er kann direkt ins Wasser oder in die Erde gelegt werden.

Was glauben die Indianer?
Die Cheyenne haben eine ganz andere Auffassung. Für sie gibt es nur eine begrenzte Anzahl von wahren Menschen, und diese bleibt konstant. Die wahren Menschen sind natürlich Cheyenne-Indianer *(grinst)*. Alles im Universum bleibt beständig, das ist der Glaube dort. Wenn es eine Überbevölkerung gibt, glauben sie, dass sich die wahren Menschen spalten und nochmals spalten. Dabei würden die sich vermehrenden Nachkommen immer mehr an Kraft und Fähigkeiten verlieren. Die ursprüngliche, magische Kraft der Menschen wird so allmählich verwässert.

Besteht hier nicht die Gefahr einer Bewertung und Verurteilung, wenn wir die Menschen in Gottheiten und Dämonen, in wahr und unwahr einteilen?
Das stimmt. Ich habe dazu viel von einem guten Freund aus Indien gelernt. Er hat uns im Allgäu besucht. Er hatte seine Puja, also die tägliche Verehrung des Göttlichen, bei einem Baum gemacht. Das Wasseropfer hat er über die Fingerspitzen der rechten Hand fließen lassen. So fließt es über Deva Tirtha, das ist der Übergang zu den Göttern, die Furt oder Schwelle zur Götterwelt. Für die Verstorbenen, Ahnen und Gefallenen hat er zwischen Daumen und Zeigefinger Wasser gegen Westen gegossen. Er hat für alle Wesen gegossen: für die Götter, für die Tiere, Pflanzen, Geister … Und dann ging diese Puja weiter – für die Vampire, für die ruhelosen Geister, die sogenannten Vetalas, Pretas, Rakshas und andere Dämonen. Ich fragte mich, was das solle, und habe ihn darauf angesprochen. Ich wollte wissen, wieso er für diese auch gieße und nicht nur für die Guten. Er antwortete: »Auch sie sind Teil der Schöpfung! Mögen sie ihr Dharma erfüllen. Wenn sie das, was sie leben sollen auf

der Erde, richtig tun, sind sie Teil der kosmischen Harmonie.« Wenn man sie ausschließt, wegdrückt, diskriminiert, sind sie unzufrieden und unglücklich, und dann kommt noch mehr Chaos hinein. Der Metzger, der die Tiere tötet, das ist ein Raksha. Aber er macht es so fein wie möglich. Er tötet die Tiere, ohne sie zu quälen. Er ist wie ein Totengott in Menschengestalt. Er macht das gut, er betrügt die Leute nicht. Er macht aus dem Fleisch ganz feine Wurst. Auch er trägt zur Harmonie des Ganzen bei. Auch für ihn muss gegossen werden, damit er nicht böse wird, damit die Dämonen nicht destruktiv werden.

Alles ist ein Teil des Ganzen. Genauso wie die Welt nicht nur aus Licht besteht, sondern auch aus Schatten. Die Nacht, die Dunkelheit, braucht nicht Terror und böse zu sein, wie viele denken mögen. Die Nacht hat ebenso ihre Geheimnisse. Auch die Nacht ist ein Wunder. Und so ist jedes Wesen ein Wunder, jedes Wesen trägt zur Gesamtheit bei.

Wenn es nicht unterdrückt wird, das Dunkle.
Das kommt aus dem dualistischen Denken: Dunkel ist böse, Licht ist gut. Wilde Tiere sind böse, zahme gut. Unkräuter sind böse, Nutzkräuter gut.

In jedem einzelnen Menschen wohnt das ganze Spektrum. Es ist gut, wenn wir damit in Frieden sind. Vieles davon können wir im Leben brauchen. Vielleicht ist ein Killer in uns, und es kommt ein Zeitpunkt auf unserem Lebensweg, wo er sein Dharma zu erfüllen hat. Er könnte die Familie schützen, wenn Plünderer kämen. Dies ist ein extremes Beispiel. Es geht nur um die Fähigkeit. Wenn diese immer unterdrückt wird, lassen wir Dinge geschehen, und wir können nicht handeln, wenn wir müssten. Wenn wir uns jedoch all dieser Kräfte bewusst sind, bleiben wir handlungsfähig.

Mit Himmel und Erde verbunden

Zu Beginn unserer Gespräche sagten Sie, dass Pflanzen und Menschen entgegengesetzt ausgerichtet sind, Pflanzen sind sozusagen mit dem Kopf verwurzelt.
Mit dem Kopf oben können wir Menschen uns als Einzelwesen, als Individuen erleben. Wir haben uns, im Gegensatz zu den Pflanzen, quasi gegen den Kosmos gestellt. Man kann das im Sinne der Alchemisten sehen, die drei Prinzipien hatten: Sal, Merkur und Sulfur. Sal ist das Erdige, der Kopfpol. Er ist das Anziehende, das Aufnehmende. Bei uns ist der Kopf mit den Sinnesorganen das Aufnehmende: Wir haben Ohren, die hören; Augen, die sehen; eine Nase, die riecht und atmet; einen Mund, der schmeckt und isst.

Bei der Pflanze ist das Aufnehmende die Wurzel. Hier werden Wasser und Mineralstoffe aufgenommen, und die Pflanze ist im Austausch mit Pilzmyzelien. Pilze sind nicht das, was die meisten damit assoziieren. Was wir von den Pilzen sehen, sind nur die Fruchtkörper. Der Rest ist im Boden. Es ist ein amorphes Gewebe, das sich über Hunderte von Quadratmetern vernetzen kann. Das größte Pilzgewebe der Welt wurde in Oregon gefunden: ein Hallimasch, der sich über sechstausend Quadratmeter erstreckte. Die Myzelien sehen ähnlich wie Neuronengeflechte aus. Es sind weißliche

Fasern mit unglaublich vielen Vernetzungen. Die Pflanzenwurzeln verbinden sich mit diesen Fasern. Es geht sogar so weit, dass kleine Pilzhyphen mit den feinen Wurzelhärchen zusammenwachsen, sodass ein Baum seine Aufnahmefläche um ein Vielfaches vergrößern kann. Deshalb können Bäume überhaupt überleben, wenn es trocken ist. Die Pilze geben der Pflanze das nötige Wasser und verteilen seltene Mineralien. Die Wurzeln der Pflanzen sind der aufnehmende Pol. Rudolf Steiner hat das so formuliert: »Der Sinnespol der Pflanze ist in der Erde.« Damit ist auch das feste Mineralische gemeint. Es entspricht mehr oder weniger dem Kopf, der aufnimmt.

Die grünen, oberirdischen Pflanzenteile sind jedoch auch aufnehmend, sie nehmen Sonnenlicht auf und wandeln Sonnenenergie in chemische Energie um, in Traubenzucker.

Sie nehmen das Sonnenlicht auf, sind aber zugleich die »Lungen« der Pflanzen. Sie nehmen Kohlendioxid auf und scheiden Sauerstoff aus. Sie sind makrokosmische Lungen. Es sind natürlich keine Lungenbälge; im Prinzip ist die ganze Atmosphäre rundherum die Lunge der Pflanze, und die Erde ist der Kopf. Die Blätter eines Baumes bilden eine Riesenfläche für die Lichtaufnahme, dessen sind wir uns oft nicht bewusst. Das entspricht dem makrokosmischen Charakter der Pflanze. Sie berührt mit ihren Blättern praktisch die Sonne und ist durch die Wurzeln mit den ganzen Erdkräften verbunden. Eine Pflanze ist sehr, sehr weitflächig.

Menschen sind kompakter und relativ abgekapselt im Vergleich zu den Pflanzen. Wir sind individualisierter. Unsere Seele ist innen, sie ist inkarniert.

Die Pflanzen haben also den Kopf in der Erde.
Die Atmosphäre ist die Lunge. Wo ist nun das Herz der Pflanze?
Und was sind die Blüten?
Das rhythmische System, das Herz, ist für die Pflanze die Sonne. Tag und Nacht, die Tageslänge und der Rhythmus des Jahres geben den Pflanzen den Hauptrhythmus und ist vergleichbar mit einem Pulsschlag.

Die Blüte ist wie ein Gegenpol zu den aufnehmenden Wurzeln: Sie duftet, sie verduftet, sie gibt Nektar ab; zuletzt gibt sie die Samen von sich. Das ist ein Verstrahlen, ein Abgeben. In dem Sinn lässt sich die Blüte mit unserem Unterleib, auch mit unseren Fortpflanzungsorganen vergleichen – die Pflanze ist wie ein umgekehrter Mensch.

Die Pflanzenseele ist offenbar weit, weit weg. Gibt es für Sie noch weitere Anhaltspunkte für diese Anschauungsweise?
Die Pflanzen sind ganz dem Makrokosmos zugewandt. Bereits in der Embryonalentwicklung zeigen sich deutliche Unterschiede zwischen Pflanze und Mensch oder Tier.

Pflanzen entstehen, ebenso wie Mensch und Tier, durch eine befruchtete Eizelle. Die Befruchtung findet bei den höheren Pflanzen im Blütenkelch statt, und danach wachsen ein oder mehrere Embryonen im Fruchtknoten heran. Embryonal entsteht zuerst ein Blasenkeim, eine Blastula. Genau dasselbe geschieht bei Tier und Mensch: Auch hier bildet sich nach der Befruchtung eine Blastula, eine Hohlkugel. Während der weiteren Entwicklung stülpt sich beim Tier diese Hohlkugel ein, formt einen Trichter oder Schlund und differenziert sich. Bei den Pflanzen ist das anders: Hier kommt es beim Embryo nicht zu dieser Einstülpung. Die Pflanze hat nur ein Außen. Sie entwickelt nicht ein Inneres. Bei Mensch und Tier öffnet sich diese Einstülpung, und es entsteht der Urmund. Nun erfolgt eine weitere Differenzierung, es entsteht ein Neuralrohr und so weiter. Jetzt entwickeln sich relativ schnell die verschiedenen Organe.

Schon nach drei Wochen ist beim Menschen eine Art primitives Herz da.
Es entwickelt sich ein hoch differenziertes Inneres als Gegensatz zu einem Äußeren. Ein Inneres stellt sich einem Äußeren entgegen. Ein Ektoderm, nach außen, und ein Entoderm, nach innen. Und dazwischen entwickelt sich ein Mesoderm. Wir entstehen aus drei Keimblättern. Auf diese Weise entwickelt sich unser innerer Organismus. Wir nehmen den Makrokosmos nach innen und werden mikrokosmisch. Das entspricht einer Inkarnierung, denn auch die Organe sind Träger von Seele. Wir haben die sieben Planeten in uns, dachte man früher. Die Pflanze bleibt im Gegensatz dazu makrokosmisch.

Das heißt, wir haben den Makrokosmos in uns, die Pflanzen lassen ihn draußen?
Ja, die Planeten sind nicht so sehr in den Pflanzen, sondern sie sind draußen und wirken von außerhalb. Verschiedene Pflanzen haben Zugang zu unterschiedlichen planetarischen Einflüssen oder Kräften. Wir dagegen erhalten Impulse nicht nur von außen, sondern in erster Linie von innen. Wir werden von innen motiviert, und wenn wir sagen »Ich bin«, deuten wir auf unsere Mitte, auf unser Herz. Das können die Pflanzen nicht. Könnten sie »Ich bin« sagen, würden sie auf die Sonne, auf alle Planeten, auf den Kosmos zeigen. Sie sind wie nach außen gestülpte, umgekehrte Wesen.

Pflanzen haben einen engen Bezug zum Kosmos: Haben Sie dazu ein Beispiel?
Es gibt botanische Studien, die einen Bezug zum Kosmos herstellen. Jeder Planet ist in jeder Pflanze wirksam, aber einige Planeten stärker als andere. In der Renaissance wurden die Pflanzen nach ihren planetarischen Zugehörigkeiten geordnet. Damals sagte man vom Schöllkraut mit dem gelben Saft und den nach roher Leber riechenden zerriebenen Blättern, der Jupitereinfluss sei sehr stark in dieser Pflanze. Schöllkraut sei bei allen Leberproblemen wirksam, folgerte man. Jupiter prägt sich in dieser Pflanze stark ein. Schöllkraut hat Jupiter, aber es hat auch Mondkraft. Dafür spricht der milchige Saft. Insgesamt ist es ein mit Mond tingierter Jupiter. Die anderen Planeten halten sich in dieser Pflanze eher zurück, sie wirken mehr von außen.

Wir haben die Planeten in uns, sagten Sie. Was heißt das jetzt für den Menschen?
Wir haben einen planetarischen Kosmos in uns – so war die Anschauung –, der sich mit der Embryonalentwicklung hineingestülpt hat. Beispielsweise haben wir den Jupiter in der Leber, den Saturn in der Milz und die Sonne im Herzen. Der unruhige Merkur ist in der Lunge. Das erzähle ich hier in äußerst einfachen Worten; damals wurde es sehr differenziert betrachtet. Wir sind verinnerlichte Kosmen, Mikrokosmen. Die Organe sind Energiezentren, die Planeten wurden den Organen zugeteilt.

Es geht um den Makroanthropos, den kosmischen Urmenschen, der in uns zu kleinen individuellen Universen geworden ist, also inkarniert wurde in die individuellen Menschen. Beim Makroanthropos ist Widder der Kopf, und das Sternbild Fische sind die Füße.

Wir müssen durchlässig sein für die kosmischen Energien, also mit dem Makrokosmos in Kontakt sein, damit unser Energiesystem funktioniert.

Diese Durchlässigkeit ist wichtig. Wenn die Leber oder die Lunge nicht richtig funktioniert, das heißt, wenn der innere Kosmos schwach ist, können wir uns die fehlenden Kräfte aus dem Makrokosmos holen. Bei Leberproblemen eben Jupiterkräfte. Und am besten – so wurde es praktiziert – holt man sich diese Kraft in einer Jupiterpflanze. Auf diese Weise wird der innere geschwächte Jupiter gestärkt.

Pflanzen sind immer Vermittler: Sie vermitteln die kosmischen Kräfte, sie vermitteln uns Tag für Tag die Lichtkraft der Sonne und machen sie uns zur Nahrung und zur Luft, die wir atmen.

Pflanzen vermitteln uns kosmische und gleichzeitig irdische Kräfte.

Sie vermitteln zwischen der dunklen mineralischen Erde, der Materie, deswegen wird die Erde auch Mutter Erde genannt.

Pflanzen vermitteln zwischen der Erde und dem Form gebenden Lichtkosmos. Die Rhythmen und das Licht verleihen der Materie Struktur. Diese Auffassung teilten bereits die Griechen. Die Lichtkräfte, die energetischen, ätherischen Kräfte sind notwendig, um der Materie Form zu geben. Es sind Bildekräfte.

In diesem Zusammenwirken entsteht die Schöpfung. Die Pflanzen vermitteln mit ihren Wurzeln und dem Blattwerk zwischen Erde und Himmel. Und die jeweilige Pflanze vermittelt uns kosmische Kräfte, indem sie uns Heilkräfte schenkt, wenn uns etwas fehlt.

Wirkstoffe, Heilserwartung und Heiler

Wirken die Heilkräfte von Pflanzen auch bei Menschen, die nicht daran glauben?

Natürlich ist es unterstützend, wenn der Kranke offen ist für die Heilkraft der Pflanze. Schwieriger ist es, wenn eine Person nicht daran glaubt und mental blockiert. Die Pflanze wirkt trotzdem. Gibt man jemandem Aconitum (Eisenhut), dann geht's ihm danach schlecht – ob er an die Kraft der Pflanze glaubt oder nicht. Jede Pflanzensubstanz hat eine Wirkung, von ganz stark bis sehr fein. Kamille wirkt heilend bei Magen-Darm-Beschwerden, ob man davon überzeugt ist oder nicht.

Dazu eine Geschichte:

Die Großmutter meiner Frau war eine alte Rancherin. Ihre Vorfahren gehörten zu den ersten Pionieren, als sie nach Wyoming kamen. Ihre Nachbarn waren echte Biker, wilde Typen mit bissigen Hunden, Dobermännern und Schäferhunden. Einmal nahm sie eine Schrotflinte und hat einen der Hunde erschossen, eine derart zähe, hartgesottene Frau war das. Ich erzähle das alles, weil es veranschaulicht, wie sich der Charakter eines Menschen auch in der Verdauung spiegelt: Diese Rancherin hatte Probleme mit dem Darm, der Stuhlgang war schwierig. Sie hatte Colitis, chronische Darmentzündung. Wir kamen aus Europa zurück und sagten:

»Großmutter, du hast chronische Colitis und die Ärzte können dir nicht wirklich helfen, versuche es doch einmal mit Kamille.« Sie meinte verächtlich: »Ach, diese Kräuter, diese Indianermedizin. Das hilft doch nicht, ich glaube nicht daran!«

Indianermedizin?

Es gilt nicht als wissenschaftlich, sondern als etwas Unzivilisiertes, was die Indianer praktizieren. Deshalb heißt Kräutermedizin in Amerika allgemein »Indian medicine«, Indianermedizin.

Die Enkeltochter sagte zu ihrer Großmutter: »Ich koche den Kamillentee für dich, du brauchst ihn nur zu trinken.« Sie glaubte keineswegs an eine Wirkung und dachte, das sei eine Spinnerei. Schließlich willigte sie ein. Ihr wurde jeden Tag Kamillentee gebracht, und sie trank ihn. Später ging sie wieder einmal zum Arzt und wurde untersucht. Der Arzt sagte: »Endlich schlagen unsere Medikamente an.« Sie erwiderte, dass das mit den Medikamenten wohl nicht viel genützt habe, aber ihre Enkelin hätte ihr jeden Tag Kamillentee gebracht. Der Arzt wurde stutzig und sagte: »Hören Sie sofort auf, das ist wissenschaftlich nicht bewiesen. Diese Kräuter können sehr gefährlich sein, die Nebenwirkungen sind nicht bekannt.« Sie hörte daraufhin mit dem Teetrinken auf – und prompt kam ihr Darmproblem wieder. Es war also nicht nur ein Placeboeffekt, es zeigte sich eine ganz konkrete Wirkung.

Wenn wir jedoch eine positive Haltung gegenüber einem Medikament haben, bekommen wir noch mehr Hilfe. Einfach, weil wir mit dem Strom gehen und nicht dagegen ankämpfen.

Anscheinend wollen gar nicht alle Menschen tatsächlich Hilfe.
Wenn Menschen blockieren, wird es auch schwieriger für die Pflanze, ihre Heilwirkung zu entfalten. Viele Menschen wollen unbewusst gar nicht, dass es ihnen besser geht. Lieber werden sie bemitleidet; außerdem haben sie mit ihrer Krankheit etwas zu erzählen. Manchmal fühlen sich Menschen, wenn sie selbst gesund sind, sogar ausgeschlossen von den Mitmenschen in der Nachbarschaft, die ihre Krankheitsgeschichten haben. Sie können nichts vorweisen; keine Operation, nichts. Viele Menschen brauchen ihre Krankheiten, um Aufmerksamkeit zu erlangen. Wie das alte Mütterchen, das nicht besucht wird: Wenn sie krank ist, kann sie anrufen, es gehe ihr schlecht – und dann kommen die Kinder und andere Leute zu Besuch.

Ein weiteres bekanntes Phänomen: Menschen schließen vor ihren seelischen Problemen die Augen, und irgendwann reagiert der Körper.
Seelische Unstimmigkeiten können sich tatsächlich hinuntertransformieren bis auf die physische Ebene. Wenn ein Thema nicht auf einer höheren Ebene gelöst werden kann, bedarf es einer Lösung auf ganz konkreter Ebene. Es gibt jedoch auch Fälle, wo Menschen einfach nicht möchten, dass ihnen geholfen wird – egal auf welcher Ebene: Im Inneren wollen sie keine Heilung. Hingegen sind die Chancen groß, wenn jemand geheilt werden will. Wenn er im tiefsten Inneren bereit ist, gesund zu werden, können die Pflanzen wunderbar helfen.

Eine gewisse Heilserwartung ist also durchaus förderlich?
Es sind nicht nur die Wirkstoffe in den Pflanzen, die helfen. Es ist auch die Erwartungshaltung. Sergius Golowin sprach

zum Beispiel davon, dass es sehr stark wirkt, wenn man auf den Bauernhöfen ein Heilmittel einsetzt, das schon die Großeltern kannten. Die Heilserwartung kreiert ein förderliches Feld.

Das bewirkt dann zu einer bestimmten Pflanze eine größere Öffnung?

Ja, die Wirksamkeit wird nicht infrage gestellt; die Menschen sind sich sicher, dass diese Pflanze heilt. Was die Heilpflanzenkunde betrifft, ist Appenzell, Vorarlberg und Westallgäu ein einziger Kulturkreis. Diese Gegenden haben auch sonst sehr viele Ähnlichkeiten. Sie sind verwandt, es ist alemannisches Siedlungsgebiet. Hier gibt es Kräutertraditionen. Gerne nimmt man dort die Wurzeln als Pulver zu sich. Das hat auch Pfarrer Künzle getan, der an dieses Gebiet angeschlossen war. Eine der Hauptpflanzen dort ist Sanikel, Sanicula europaea.

Als ich früher in dieser Region Kräuterwanderungen mit Schulkindern durchführte, gab es immer wieder Bauernkinder, die darum baten, den Sanikel zu sehen, von dem die Großmutter gesprochen hatte. So habe ich den Sanikel kennengelernt. Sanikel ist ein Doldenblütler, der im Walde wächst. Er sieht auf den ersten Blick wie ein Hahnenfußgewächs aus und hat einen ganz würzigen Geschmack. Schon Hildegard von Bingen hat im 12. Jahrhundert den Sanikel erwähnt. Für die Allgäuer Bergbauern, die sich keine Ärzte leisten konnten, galt der Sanikel als Allheilmittel. Es wirkt sehr spezifisch auf Magen und Lunge, ist aber auch wundheilend. Für die Menschen dort ist Sanikel der Heiler in Pflanzengestalt.

Es ist die Überzeugung, die auch mithilft; sie ist neben den Wirkstoffen in der Pflanzenheilkunde sehr wichtig.

Mein Großvater hat immer von Chäslichrut (wilde Malve) geschwärmt, das war sein ultimatives Heilmittel gegen Entzündungen jeglicher Art.

Solche Pflanzen sind Verbündete. Die Indianer sagen, dass ein Heiler mehrere pflanzliche Verbündete hat. Maria Treben spricht von sieben oder acht Stück. Mit denen kann fast alles geheilt werden. Andere kennt man vielleicht und weiß, das ginge auch; meist jedoch reichen sieben oder acht pflanzliche Verbündete. Sie sind wie heilige Krieger, mit denen man auszieht im Kampf gegen die Krankheitsdämonen; auf sie ist Verlass. Manchmal hat jemand auch nur einen einzigen Verbündeten. Maurice Mességué, der berühmte Kräuterarzt aus der Gascogne, sagte, dass er mit Schöllkraut alles heilen könne. Das Schöllkraut war so etwas wie der schützende und führende Geist oder der Pflanzendeva der Familie Mességué. Sie arbeiteten seit Generationen damit, und sie wurden als Heiler insbesondere von leberbedingten Krankheiten bekannt. Anzufügen ist, dass in der Gascogne sehr viel Branntwein getrunken wird.

Wichtig scheint beim Heiler oder bei der Heilerin die Beziehung zur heilenden Pflanze zu sein.

Pflanzen sind nicht nur Wirkstoffbehälter. Es muss eine persönliche Beziehung existieren; der Therapeut, der Heiler, muss selbst richtig überzeugt sein. Am besten ist es, wenn er die heilende Wirkung einer Pflanze am eigenen Leib oder in der eigenen Familie erfahren hat. Dann kann er sagen: »Das hilft ganz bestimmt!« Und ist die Bereitschaft da, gesund zu werden, ist es umso unterstützender.

Es ist ein Zusammenspiel von Wirkstoffen, Heilserwartung und der Zuversicht der therapeutischen Person.

Es ist die Pflanze in ihrer Wesenheit, und es ist die Kraft des Heilers. Das lernte ich bei den Indianern. Der Medizinmann ist wichtig, denn schon durch seine Ausstrahlung kann ein Heil geschehen. Und auch bei uns: Der Therapeut und das Wort des Therapeuten sind wichtig. Bereits bei den alten Germanen hieß es: »Geheilt wird mit Wurz und Wort.« Wurz ist ein anderes Wort für die Heilpflanze, weil meistens die Wurzel genommen wurde. Auch wenn man nur die Blätter nahm, wurde es Wurz genannt, und zwar weil es hineinwirkt in die dunklen Tiefen des Körpers. Es geht zu den Wurzeln, zu den Ursachen.

Das Wort des Therapeuten ist ganz wichtig, um dem Heilprozess eine Richtung zu geben und um der Psyche des Betroffenen zu sagen, wie etwas wirkt. Und das muss im wahrsten Sinne des Wortes geglaubt werden. Glaube als inneres Wissen, als innere Gewissheit. Nicht im Sinne von Mark Twain, der augenzwinkernd sagte: »Glaube ist das, wovon man weiß, dass es nicht wahr ist.«

Pflanzendevas

Was ist ein Pflanzendeva?

Viele Esoteriker haben bestimmte Vorstellungen von einem Pflanzendeva. Sie denken zum Beispiel, es sei ein kleines Würmchen mit niedlichem Gesicht oder etwas aus einer Elfengeschichte aus der englischen viktorianischen Zeit. Doch ein Deva ist etwas ganz anderes. Natürlich gibt es Naturgeister, die sich offenbaren können, aber die Devas tun das nicht so leicht. Deva heißt im indoeuropäischen Sprachgebrauch »göttlich«; es ist ein leuchtendes, ein in Licht gehülltes, mächtiges Wesen.

Ein Deva ist etwas Ausgedehntes, eine Wesenheit?

Der Pflanzendeva ist wie ein Archetypus, ein Urbild der jeweiligen Pflanzenart. Wir können von einem Gänseblümchendeva, von einem Kamillendeva oder von einem Eichendeva reden. Es ist der Geist dieser Pflanze. Diesen Geist hat man in der Renaissance in den Fixsternen gesucht. Das Devawesen ist weit weg von uns. Es wurde in den Sternen lokalisiert und die Planeten seien die dazugehörenden Organe. Es ist also ein mächtiges Wesen.

Sie sagten einmal, Pflanzen seien ekstatisch.

Pflanzen haben keine Organe für innere Regungen, sie sind sozusagen außer sich, sie stehen seelisch-geistig außerhalb ihres Körpers. Zum ersten Mal formulierte das Max Scheler, ein philosophischer Anthropologe in den 1920er-Jahren. Er hat Wesensbestimmungen gemacht, also aufgelistet, was ein Mensch, was ein Tier, was eine Pflanze, was ein Stein ist. Er betrachtete die Pflanzen mit ihren wunderbaren Geometrien und faszinierenden Wachstumsprozessen. Zweifelsohne ist eine Intelligenz manifest, doch wir finden kein Nervensystem und kein Organ wie ein Hirn für Bewusstseinsinhalte. Scheler fragte sich nun, wo dieses Bewusstsein, diese Intelligenz zu finden sei. Er kam schließlich zu der Sichtweise, dass die seelisch-geistigen Aspekte der Pflanze außerhalb der Pflanze lokalisiert seien, also ekstatisch: Ek stase, das heißt »außerhalb stehend«. Meines Erachtens trifft das zu, Pflanzen sind ekstatisch.

Es kann also nur jemand mit Pflanzendevas kommunizieren, der selbst in Ekstase ist?

Wenn jemand mit der Seele und dem Geist der Pflanze kommunizieren will, geht das nicht auf der alltäglichen Bewusstseinsebene – da könnte man ebenso gut einen Schuh ansprechen oder ein Kissen oder sonst etwas. Man muss sich auf eine höhere Bewusstseinsebene begeben und selbst Ekstatiker werden. Schamanen sind Ekstatiker. Das Wort Schamane kam in unsere Sprache durch den Religionswissenschaftler Mircea Eliade. Er hatte ein hervorragendes Buch herausgegeben über sibirischen Schamanismus. Eliade definiert den Schamanen als einen Meister der Ekstase. Der Schamane kann zu den übersinnlichen Wesen gehen. So geht man auch zu den Pflanzen.

Es ist also eine größere Angelegenheit, bis jemand den Zugang zum Pflanzendeva findet?

Jemand muss in ganz tiefer Meditation sein, um zum Pflanzendeva zu gelangen. Wie Buddha, der vierzig Tage lang unter dem Baum saß. In Südamerika nehmen sich die Pflanzenkundigen einen Monat Zeit, um eine Pflanze kennenzulernen, das heißt, um mit der Devakraft in Berührung zu kommen. Sie sind enthaltsam und fasten oder essen nur weiße, proteinfreie Nahrung, also »Geisternahrung«. Sie gehen in den Wald und meditieren Tag für Tag mit der Pflanze. Dies meistens mithilfe psychedelischer Mittel, welche die Türen aufschließen, zum Beispiel mit Ayahuasca. Dann erscheint der Deva und fragt: »Was willst du, Mensch?« Meistens nimmt der Pflanzengeist Kontakt mit dem Menschen auf und nicht umgekehrt. Der Mensch macht sich einfach bereit für den Kontakt, er bittet die Pflanze darum.

Das ist völlig anders, als wir es praktizieren: Wir nehmen die Körper der Pflanzen wahr, sezieren, analysieren und extrahieren die Wirkstoffe. So als würden wir einen Menschen, zum Beispiel einen großen Musiker oder einen Philosophen, in Teile zerlegen und stoffliche Analysen machen. Fänden wir so jemals heraus, welche Wirkstoffe verantwortlich sind für die Fähigkeit, die dieser Musiker hat? Üblicherweise gehen wir derart mit Pflanzen um, weil wir deren geistige Dimension, das Wesentliche, nicht erkennen.

Sie sprechen hier Fähigkeiten an, die wir uns nicht so auf die Schnelle aneignen können.

Diese Dinge können wir nicht in einem Wochenendkurs lernen. Viele Esoteriker hören das nicht gerne, das ist mir bewusst. Hier ist die Kritik der Wissenschaft an der esoterischen

»Szene« auch angebracht. Jemand kann sich vielleicht an einem Wochenende der Pflanze öffnen, lernt hineinzuspüren, kann ihre Schönheit sehen, die er beim schnellen Vorbeigehen nicht wahrnimmt. Er gelangt auch in die Tiefe. Es ist jedoch nicht dasselbe, wie wenn eine Person einen Monat lang bei einer Pflanze meditiert.

Die Anthroposophen sehen es so: Es gibt die physische Dimension, das ist einfach der tote Stoff, die Materie, welche die Pflanze benutzt, um ihren Körper aufzubauen. Die nächste Ebene ist die ätherische, die Ebene der Lebenskraft. Wieso wächst die Pflanze überhaupt nach oben, entgegen der Schwerkraft? Die Materie wird immer von der Schwerkraft angezogen. Was verleiht der Pflanze diese Leichtigkeit? Was gibt ihr ihre Rhythmen? Auch wachsen die Pflanzen nicht pfeilgerade nach oben, vielmehr winden sie sich nach oben, sie tanzen. Goethe nannte das die Spiraltendenz. Pflanzen verändern sich beim Wachsen. Eine grüne Pflanze kreiert eine Knospe, diese öffnet sich, und auf einmal ist eine farbige Blüte da; solche Vorgänge sind Metamorphosen. Wir können das sehen und in der Meditation diese Wahrnehmung vertiefen. Wenn jemand geübt ist, kann er sehr gut in diese ätherischen Regionen eintauchen. Aber da ist er noch lange nicht in der Region des Devas.

Seelisch spielt sich in uns einiges ab, wenn wir in die ätherische Ebene der Pflanze gelangen.

Wir sind auch Ätherkörper und kommen deshalb in Resonanz mit dieser Ebene. Wir können in die Pflanze hineinschauen, und sie wird immer wunderbarer, immer schöner. Wenn wir ihre Schönheit ganz sehen, ist es unmöglich, auch nur ein Blatt zu pflücken. Das geht nicht. Das geht nur auf der alltäglichen Ebene – und da ist das auch in Ordnung.

In welcher Form kann sich ein Pflanzendeva zeigen?
Die Seele der Pflanze muss eine Gestalt annehmen, die unsere Seele erfassen kann. Es kommen uns Bilder von Wesenheiten. Die Pflanzenseele kann die Form eines Tieres annehmen oder die eines anderen Menschen; dies spiegelt sich dann entweder als Vision oder als Traum in der Seele.

Ein Deva ist das absolute Urbild. Ein Mensch, der mit einem Deva in Kontakt steht, ist vollkommen verwandelt. Er ist total ekstatisch und praktisch nicht fähig, in der normalen, alltäglichen Welt zu agieren.

Ich habe in Indien einen solchen Mann kennengelernt. Wie jeden Tag ging ich zum Baden Richtung Ganges. Da stand ein sehr großer Pipalbaum, und es kam mir vor, als würde mich dieser Baum anschauen. Der Pipalbaum ist ein heiliger Baum (die Baumart Ficus religiosus), unter dem einst Buddha saß. Bei uns hat die Eiche diese Stellung als Weltenbaum eingenommen. Ich ging also vorbei und sah, dass dieser Blick in Wirklichkeit von einem uralten Mann kam, der mit bis zum Boden reichenden Haaren unter diesem heiligen Baum saß. Er schaute mich aus seinen intensiven Augen an und lächelte. Er machte eine Geste, die bedeutete, ich solle zu ihm kommen. Ich ging also zu ihm hin. Er lächelte nur und sagte nichts. Ich hatte ein gutes Gefühl in seiner Nähe. Dann fragte ich mich, was er wohl von mir wolle. Ich gab ihm ein paar Rupien, diese fielen jedoch aus seiner Hand auf den Boden. Da kam ein kleiner Junge vorbei und sagte zu mir: »Oh, dieser Baba, der weiß gar nicht mehr, was Geld ist.« Zur damaligen Zeit saß der Alte schon achtzehn Jahre lang unter diesem Baum. Jeden Morgen stand er auf und badete im Ganges. Verschiedene Leute brachten ihm ab und zu etwas Reis oder Obst. Völlig im Einklang mit dem Baum, saß er hier Sommer wie Winter. Er war mit den Göttern, mit dem Baumdeva, ganz und gar verbunden. Pflanzen, insbesondere Bäume, sind offen und mit der ganzen Götterwelt verbunden.

Er ist erleuchtet – dank diesem Baum?
Wie Buddha konnte er nicht erleuchtet werden ohne diesen heiligen Baum. Er saß unter dem Baum, und der Baum reichte bis in den Himmel. Jedes Blatt nimmt den Himmel auf. Deshalb heißt es in den Veden: »Jedes Blatt enthält die Veden, die Urweisheiten.« Und die Wurzeln reichen in die tiefen Welten. Wer sich da ganz einstimmt und das Ego loslässt, ist selbst in diesem Zustand: Er ist wie der Baum. Unbeweglich sitzt er in der Wonne des Seins. Er vernimmt das ewige Tönen der Sonne, das Om, das immer von der Sonne ausgeht. Auch Goethe spricht vom »Tönen der Sonne«.

Viele sagen, es ist unsere Aufgabe, individuell zu sein und das Göttliche in uns zu erkennen. Aber auf dieser Bewusstseinsebene existiert kein Unterschied. Ob das Göttliche innen oder außen ist, spielt keine Rolle, denn es ist innen *und* außen, es ist überall.

Pflanzen, insbesondere Bäume, sind Pfade zur Erleuchtung, weil sie einen zu den Göttern im Makrokosmos führen können. Die Götter sind gegenwärtig. Diese Menschen, wie der alte Baba unter dem Baum, merken gar nicht mehr, was mit ihnen im Alltag passiert. Andere Menschen, die noch viel Karma abzuarbeiten haben, können sich das nicht leisten.

Haben Sie ein konkretes Beispiel, in welcher Form ein Pflanzendeva erscheinen kann?
Jede Pflanzenart hat ihren eigenen Deva, sonst wären die Pflanzen gar nicht verschieden. Der Gänseblümchendeva

erscheint oft als kleines, Gänse hütendes Mädchen. Er ist Vermittler eines Aspektes der Sonnenkraft. Ein Pflanzendeva wirkt direkt durch die Pflanze, auch wenn wir ihn nicht sehen. Wenn ich ein Gänseblümchen anschaue, vergeht Melancholie oder Traurigkeit, und ich fühle mich glücklich.

Ich fühle mich wieder wie ein kleines Kind, wenn ich eintauche in eine Wiese mit blühenden Gänseblümchen.

Gänseblümchen wachsen auf Wiesen. Früher haben die Mädchen auf der Dorfwiese, dem Dorfanger, Gänse gehütet. So kam es, dass man sich die Göttin in der Gestalt eines Gänse hütenden Mädchens vorstellte. Sie ist die Seelenhüterin. Früher hat man die menschlichen Seelen wie Gänse gesehen, wie fliegende weiße Gänse. Die Gänsemutter ist Frau Holle, heißt sie doch auf Englisch auch »Mother Goose«. Die Schamaninnen im keltisch-germanischen Kreis flogen zu besonderen Feiertagen wie Wildgänse in die geistige Welt aus. In Indien fliegen die Sadhus und die Sadvis. Diese Heiligen, die Yogis, werden in der fliegenden Gestalt Hamsa oder Hans genannt. Das heißt Gans. Sie fliegen wie die echten Gänse in Indien nach Norden, zum Himalaja, auf den Manasasee unterhalb des Weltenbergs Kailash. Da kommen sie zur Ruhe. Es heißt, dass Shiva dort in tiefer Meditation ruht und Parvati, die Göttin, herunterkommt und den Gänsen die Hälse und Köpfchen streichelt. Sie sagt ihnen liebevoll weise Worte, und dann fliegen sie ekstatisch wieder nach Süden, in die Menschenwelt zurück. Dort verkünden sie wunderbare Worte und halten so das Geschehen auf einer guten, heilsamen Ebene.

Auch das Gänseblümchen ist so etwas, was Mut macht. Englisch heißt es Daisy, das kommt von »day's eye«, Tagesauge. Die Blüte ist immer der Sonne zugewandt. Es ist auch stets der inneren Sonne zugewandt; etwas Liebliches und Gutes ist im Gänseblümchen. All das gehört zum Gänseblümchendeva.

Im jeweiligen Pflanzendeva sind ganze Welten. Devas zeigen auch unendlich viele und tiefe Aspekte unserer eigenen Seele – und dies in jeder Pflanze.

Pflanzen zeigen uns eigene Aspekte und sind doch wie ein Gegenstück zu uns.

Pflanzen besitzen mit ihrem Chlorophyll sowohl strukturell als auch von der Wichtigkeit her eine faszinierende Ähnlichkeit mit dem Hämoglobin unseres Blutes. Im Hämoglobin mit dem Eisen als Zentralatom wird Sauerstoff gebunden, und nur so kann sich unsere Seele und unser Geist in diesem körperlichen Mikrokosmos inkarnieren. Sauerstoff ist Träger der inkarnierten Seele. Sie wäre sonst ganz in der geistigen Welt und nicht inkarniert. Sie wäre zwar im Sein, aber nicht im Dasein.

Eisen beziehungsweise Blut sind demnach die Voraussetzung für die Inkarnation unserer Seele …

… und wenn die Seele inkarniert, kann auch der Geist besser inkarnieren. Bei den Tieren ist der Geist noch makrokosmisch, also nicht inkarniert. Deshalb sind Tiere nicht so individuell wie die Menschen. Es gibt jedoch alte Hunde oder weise Pferde, die schon auf dem Weg zur Ichhaftigkeit im inkarnierten Sinne sind.

Die Brennnessel hilft uns, im Hier und Jetzt zu sein in unserer Inkarnation. Sie enthält sehr viel Eisen, ist eine gute Heilerin und Blutreinigerin. Sie wächst auch gerne auf eisenhaltigen Böden. Mit derart viel Eisen könnte die Brennnessel eigentlich ein Tier voller Gefühle und Empfindungen sein, aber sie bleibt Pflanze, da sie das viele Eisen mit einem Überschuss an Chlorophyll ausgleicht. Sie enthält mehr Chlorophyll als die meisten anderen Pflanzen, deshalb wird Chlorophyll kommerziell meist aus Brennnesseln gewonnen. Daneben hat sie Inhaltsstoffe, die auch bei Tieren vorkommen, zum Beispiel Schlangen- und Bienengift-ähnliche Toxalbumine, Histamine, Acetylcholin, Serotonin und Ameisensäure.

Die Brennnessel bringt die Seele ins Hier und Jetzt, sagten Sie.
Früher wurden Wahnsinnige mit Brennnesseln geschlagen, damit sie wieder präsent waren, sich wieder spürten und nicht »wegschwebten«. Die Brennnessel wurde in alten Zeiten mit dem Gott Heimdal, dem Hüter der himmlischen Regionen, in Verbindung gebracht. Heimdal ist der Gott, der am Ende eines Regenbogens steht. Der Regenbogen ist in der altgermanischen Mythologie die Brücke zu den Göttern. Die Brennnessel oder Heimdal bringt einen ins Hier und Jetzt. Mit dieser Pflanze gibt ein Zen-Meister den Meditierenden einen Schlag, um sie in die Präsenz zu führen. Heute könnte man chronische Esoteriker sehr gut damit behandeln *(grinst)* …

Haha! Kürzlich fiel ich fast aus dem Stand in Brennnesseln. Ich war nachher tatsächlich sehr präsent! Nehmen Pflanzen auch auf der ätherischen Ebene mit uns Kontakt auf oder gilt das nur auf der Deva-Ebene?
Ein Pflanzenwesen kann auf allen Ebenen kommunizieren. Es braucht dazu auch kein intensives mystisches Erlebnis. Dass jemand in die Brennnesseln fällt, ist schon eine Kommunikation. Es ist also gut möglich, dass es Kommunikation auf der

Ebene des ätherischen Körpers gibt, auch über die Artengrenzen hinweg. Wir haben zum physischen Körper einen Energiekörper, also den ätherischen Körper, sowie Emotionen, Gefühle, Triebe, also einen Seelenkörper und einen Geist. Das haben die Pflanzen auch, aber er ist nach außen gerichtet, wie ich bereits erwähnte.

Die Seelen der Pflanzen sind nicht verkörpert und streifen die Pflanzen höchstens in der Blüte. Und der Geist der Pflanze ist ewig ungeboren und nur äußerst schwer zu erreichen.

Erkenne dich selbst – inwieweit spielt das eine Rolle beim Kräutersammeln?
Ein Kräuterkundiger geht nicht in eine Devameditation, das ist viel zu schwierig. Er nimmt das, was vom Deva durchschimmert, als Spiegelungen in der Seele auf. Wenn die Seele des Kräuterkundigen rein ist, nimmt er diese Spiegelungen unverzerrt auf. Deshalb sollte ein Kräuterkundiger, zumal er auch Heiler sein will, seelisch sauber sein.

Was heißt das für Sie, seelisch sauber zu sein?
Wenn jemand von eigenen alten Dingen noch belastet ist oder unehrlich ist, also immer etwas mogelt, ist das unsauber. Oder wenn Geld die Hauptmotivation zum Heilen ist. Seelisch sauber sein heißt, dass alte Verstrickungen gelöst und die Absichten rein sind.

Wenn sich jemand nicht an das Göttliche in sich und im Universum hingeben kann, sind die Spiegelungen oder Botschaften getrübt und verzerrt. Es ist nicht stimmig. Je reiner eine Seele ist, umso klarer ist die Botschaft der Pflanze als von einer göttlichen Wesenheit, also vom Deva stammend, zu erkennen. Unreine Seelen können Pflanzen niemals als Devas begreifen.

Die Menschen kommen unschuldig auf die Welt, aber mit Karma. Mit Themen, die gelöst werden sollen. Es kann Verirrungen geben, es *muss* sie sogar geben, damit wir in der Tiefe zur Klarheit finden können.

Heiler heile dich selbst zuerst?
Das ist sehr wichtig. Es gibt »Mechaniker«, die alle Wirkstoffe auswendig können und sie dann gewissenhaft anwenden. Das führt auch zu einigen Erfolgen, aber es ist nicht ganzheitlich.

Es gibt Heiler auf völlig verschiedenen Ebenen. Der Heiler auf der ganzheitlichen Ebene muss selbst ganz klar sein. Eine Verführung ist es, wenn sich Leute einbilden, sie seien heilig. Doch sie sind es nicht, es ist nur eine Art Wunschdenken. Sie zeigen sich weiß gekleidet und sprechen Worte nach, die sie in esoterischen Büchern oder Weisheitsbüchern gelesen haben. Es ist nicht ihr Eigenes, und irgendwann bricht das Bild zusammen. Spirituelle Egos und spirituelle Wollust sind in der esoterischen »Szene« weitverbreitet.

Seelische Reinigung

Auf dem spirituellen Weg ist der seelische Reinigungsprozess wichtig. Viele hätten gerne eine Instant-Heilung.

Um diesen Prozess der Läuterung kommt niemand herum, der sich entwickeln möchte. Es kann auch wehtun. Auf der körperlichen Ebene helfen dabei traditionell Purgativa, also Brechmittel, abführende Mittel sowie Schwitzmittel und Schwitzhütten. Bei uns spielte der Holunder bei den Brechreiz erzeugenden Pflanzen eine wichtige Rolle. Die Indianer kannten dafür Dutzende von Pflanzen. Derartiges wurde oft vor dem eigentlichen Heilprozess eingenommen. Manchmal hat der Heiler das auch selbst eingenommen, um sich zu reinigen.

Im Vorgang des Erbrechens muss alles, was hinuntergeschluckt wurde und was in einem rumort, wieder hinaus. Erbrechen ist unter anderem eine Erfahrung der Erleichterung. Das ist eine alte Methode.

Ich lernte das als Student kennen, als ich in die Großstadt kam. Ich besuchte viele Vorlesungen und musste Dinge lernen, von denen ich wusste, dass sie nicht stimmen. Sicherlich haben früher die Studenten deshalb so viel gesoffen, oft bis zum Erbrechen. Sie mussten sich von etwas befreien.

Von einem holländischen Priester, der hellsichtig war,

hörte ich, dass bei jedem Erbrechen ungute Geister mit hinausgehen. Erbrechen ist ein primitives, ursprüngliches Reinigungsritual.

Und auf der geistig-seelischen Ebene?

Eine seelische Katharsis ist wie eine Initiation und meistens sehr heftig. Es geht hier um eine Öffnung des Herzens.

Wie wir aus Geschichten von großen Heilern und Pflanzenheilern sehen, sind das Berufungserlebnisse. Die Initiation von Kräuterpfarrer Kneipp war ähnlich, wie sie bei sibirischen Schamanen vorkommt – zwischen Leben und Tod. Kneipp musste schon als elfjähriges Kind ganz armer Leute am Webstuhl sitzen und arbeiten. Später brannte das Haus ab, seine Eltern starben, und er war Vollwaise. Er besaß nur das Hemd, das er auf dem Leibe trug. Ein Kaplan erkannte seine Intelligenz und half ihm, sodass er das Abitur machen konnte. Als er später mit dem Studium begann, musste er Blut husten. Er hatte jene Krankheit, die damals jedem riesige Angst einjagte: Tuberkulose, Schwindsucht. Zufällig stieß er in der Universitätsbibliothek auf ein Buch von Sigmund Hahn, der über Wasserkuren geschrieben hatte. Man nennt ihn übrigens den »Wasser-Hahn«. Damit Kneipp nicht gesehen wurde – er wollte diese Krankheit verheimlichen –, stieg er nachts in die eiskalte Donau, sogar im Winter. Daraufhin hüllte er sich stets in seinen Mantel ein. Weil dieser Mantel nicht sonderlich wärmte, rannte er in schnellem Dauerlauf wieder zurück und schwitzte dabei. Kneipp heilte sich auf diese Weise selbst: von einer Krankheit, die eigentlich ein Todesurteil bedeutete.

Diese Not und diese Zerrüttung bis zum Grund öffnet die Seele für göttliche Eingaben. Alles brennt weg, auch altes Karma. So konnte er seine Eingebungen empfangen.

Etwas kann Heil bringend sein, was fürs Erste absolut schrecklich aussieht.

Eine ähnlich schwere Geschichte hat Maria Treben, die ich sehr verehre, durchgemacht. Wenn man nur ihr Buch betrachtet, dann erscheint das sehr einfach. Doch sie arbeitet noch immer auf einer geistigen Ebene und gibt den Menschen Heilinspirationen.

Nach dem Krieg wurde sie aus dem Sudetenland vertrieben. Ihr Mann musste dort bleiben, um mitzuhelfen, die Elektrizitätswerke in Gang zu halten. Sie hatte eine Irrfahrt von einem Flüchtlingslager zum anderen hinter sich und bekam ganz schweren Typhus. Sie erinnert sich, wie im Flüchtlingslager eine Rotkreuzdelegation vorbeiging und wie der Arzt sagte: »Die wenigen Medikamente, die wir haben, verwenden wir nicht für solche hoffnungslosen Fälle.«

Dort arbeitete eine Krankenschwester, die den Arzt fragte, ob es denn nichts gäbe, was helfen könne. Der Arzt sagte, Schöllkraut sei vielleicht hilfreich. So sammelte diese Schwester Schöllkraut, machte Saft daraus und gab ihn Maria Treben; in einer Dosierung, die ziemlich heftig ist. Das hat ihr das Leben gerettet. Es dauerte noch Jahre, bis Maria Treben zur vollen Genesung kam. Eines Tages kam zufällig eine alte Frau bei ihr vorbei und gab ihr Schwedenbitter-Tropfen. Einfach so. Das hat gewirkt.

Es ist interessant, manchmal tauchen Menschen auf, geben einem etwas und verschwinden wieder: Mir gab einmal jemand einen ganz großen Klumpen Kopal-Harz, den ich für Puja-Rituale nehme. Er sagte: »Das brauchst du.« Er gab mir das und ging.

Maria Treben interessierte sich schon immer für Pflanzen und hatte dann so etwas wie Marienerscheinungen, Marienerlebnisse. Göttliche Kräfte können jede Gestalt und jede

Form annehmen. Sie können in jedem Religionssystem und in jedem Kulturkreis wirken. Sie erscheinen dann einfach in anderer Form. Maria Treben wurde eine begabte Kräuterheilerin, und dies über die Erschütterungen in den Tiefen ihrer Seele.

Freiwillig macht man solche Erfahrungen ja nicht, oder?
Grundsätzlich ist das etwas Erschreckendes, das sucht kein Mensch freiwillig. Man bezeichnet das als Berufungskrankheit, als Berufungskrise. Sie kann viele verschiedene Formen annehmen. Die Naturvölker glauben, dass die Ahnen oder Götter kommen, einen nicht loslassen und sagen: »Du musst schamanisieren, du musst heilen.« Dieser Prozess wird oft mit Krankheiten vorangetrieben, bis die Person irgendwann diese Aufgabe annimmt. Keiner möchte freiwillig Schamane werden. Deshalb ist es sehr eigenartig, wenn Menschen bei uns so gerne Schamane sein wollen, bunte Kostüme anziehen und sich Federn aufstecken und trommeln – das ist oft nur ein Egotrip. Sie lernen ein paar Heiltricks, aber diese wirken nicht auf Dauer. Die esoterische Welle flaut auch ab. Doch wahre Mystik, die Suche und die Öffnung hin zum einen Geist – sie bleibt bestehen.

Ist eine solche markante Herzöffnung immer von einer körperlichen Krankheit begleitet?
Es muss nicht unbedingt physisch sein, es kann auch eine existenzielle seelische Krise sein: ein Punkt, wo der Mensch ans Ende seines Lateins gelangt und selbst nicht mehr weiterweiß. Er sagt dann, nur du, Heiland, oder wer auch immer, kannst helfen. In dieser demütigen Haltung können Inspira-

tion und Gnade einfließen. Dann ist die Empfänglichkeit groß genug.

Das kann nicht in Wochenendseminaren gelernt werden. In Kursen können Wege aufgezeichnet werden, wir können auch praktische Dinge lernen wie: Benutze die Brennnessel bei Ekzemen oder die Birke als Reinigungsmittel oder die Goldrute bei Nierenproblemen. Das ist gut und wirkt.

Auch das kann heilend sein, in einem ganz einfachen Alltagskontext.
Wer klar im Kopf und ehrlich ist – das ist die Voraussetzung –, der kann auch heilen. Dazu braucht man nicht ein großer Schamane zu sein mit seelischen Ausflügen in andere Dimensionen. Wir können den Menschen sehr gut beistehen, können ihnen gute Ratschläge geben, Kräuter vermitteln und ihnen somit helfen.

Viele Menschen sind nicht bereit, Gewohntes hinter sich zu lassen oder auf Komfort zu verzichten.
Das ist auch verständlich. Es heißt nicht, dass jemand arm sein und asketisch leben muss oder sich das Leben zur Hölle machen soll, um zur Erleuchtung zu gelangen. Erleuchtung ist unabhängig von solchen Dingen und nicht definierbar.

Von Heinzelmännchen, Elben und Hexenschüssen

Wir bekommen Inspirationen auch im Alltag und nicht nur in existenziellen Krisen. Woher?

Wir erhalten Inspiration von verschiedenen geistigen Wesen, aus verschiedenen geistigen Ebenen. Das ist nicht einfach subjektive Psychologie. Diese geistigen Ebenen werden von der Seele imaginiert, dann sehen und erkennen wir, um was es geht. Imaginationen sind märchenhafte Bilder; Mär, Kunde von nicht alltäglichen Welten. Bei den Kelten hieß es Anderswelt.

Wir sprachen schon vom unmittelbaren Kontakt mit einem Deva – da verbrennt der Mensch fast daran. Er wird vollkommen verwandelt, denn es ist eine ungefilterte Begegnung mit einer Gottheit. Es gibt auch Menschen, die Inspirationen von Heilengeln bekommen. Die Begegnung mit einem Engel ist etwas anderes als mit einem Deva, sie ist sehr lichthaft; meistens jedoch erhalten wir da nicht spezifische Informationen über bestimmte Pflanzen.

Viel Inspiration bekommen wir von den Naturgeistern. Im Alltag inspirieren uns am allerbesten die Heinzelmännchen, die Zwerge. Sie wissen alles, sie sind sehr klug. Sie können hervorragend mit den Menschen kommunizieren. Viele mir bekannte Heiler haben einen guten Kontakt zu den

Zwergen. Von ihnen kommt sehr viel dienliches Wissen, und sie vermitteln das auch in einer Form, die wir empfangen können.

Kennen Sie die Heinzelmännchen-Welt?
Ich kenne Orte, wo die Heinzelmännchen arbeiten. Man sieht, wo sie sind und wer mit ihnen arbeitet; viele Kräuterkundige sind sehr verbunden mit dieser Welt.

Die Heinzelmännchen sind in der Erde, und zwar dort, wo die Pflanzen ihren Kopf haben – in diesem Geflecht von Wurzeln sind sie zu Hause. Sie gehen nicht gerne ans Tageslicht. Sie mögen lieber das durch die Wurzeln gefilterte Licht. Nachts kommen sie heraus und sind tätig. Sie schenken den Handwerkern und den Kräuterkundigen nachts auch Inspirationen. Deren Arbeit geht dann am nächsten Tag leichter von der Hand. Wenn die Heinzelmännchen nicht da sind, geht das Handwerk oder das Kräuterkundige nicht so gut, das wusste man schon immer.

Eine kleine Geschichte über die Heinzelmännchen:

Im Mittelalter waren in einem Dorf viele Leute krank. Die Dorfältesten sagten: »Jetzt müssen wir unbedingt die Heinzelmännchen fragen.« Man kann sie jedoch nicht einfach so fragen, denn manchmal sind sie mürrisch, manchmal lieb, und vor allem wollen sie nicht gerne von Menschen gesehen werden. Da nahmen die Bauern Wein und gossen ihn in eine Nische im Fels, versteckten sich und lauerten auf die Heinzelmännchen. Diese kamen, schauten, tranken den Wein und wurden etwas betrunken. Dann kamen die Bauern aus ihrem Versteck und erwischten einen. Sie sagten zu ihm: »Du weißt genau, welches das Heilkraut ist, das bei dieser Krankheit nützt!« Der Zwerg sagte nichts. Und plötzlich hörten die Bauern eine Stimme hinter dem Busch: »Egal, was sie mit dir machen – sag ihnen nicht, wozu der Sanikel gut ist!«

Aber jetzt konkret: Wir sehen diese Elementarwesen ja nicht wirklich.

Es ist eine bestimmte Ebene, die wir als Heinzelmännchen oder Zwerge imaginieren. Natürlich sehen wir sie nicht mit unserem alltäglichen Bewusstsein, denn sonst würde etwas nicht stimmen mit uns. Aber sie können in Träumen erscheinen. Und sie erscheinen, wie die Kelten sagen, in Zwischenräumen, zum Beispiel zwischen Wachen und Schlafen. Oder wenn man erschöpft und müde von der Arbeit ist.

Ein Beispiel aus alter Zeit: In der Pestzeit wurden die Kräuterfrauen mit ihren Weidenkörben geschickt, um Pflanzen zu sammeln. Eine Kräuterfrau sank erschöpft nieder, da hörte sie plötzlich in einer Art Halluzination eine Stimme, die sagte: »Esst Wacholder und Bibernell, dann sterbet ihr nicht so schnell.« Es gibt viele solche überlieferten Sprüche. Die Heinzelmännchen oder die Stimmen sind imaginiert, aber die Pflanzen, die erwähnt werden, sind real; sie wirken tatsächlich.

Man könnte sagen, das sind erfundene Geschichten. Jedoch haben etliche Menschen immer wieder Erlebnisse in solchen Zwischenräumen, wo die andere Welt durchschimmert und sichtbar wird. Auf dem Bauernhof im Emmental, wo ich früher arbeitete, hatte die Bäuerin als Jugendliche Tuberkulose. Als Achtzehnjährige lag sie todkrank im Bett. Da erschien ihr so ein kleines Hutzelmännlein und nannte ihr ein Heilmittel. Sie genas und hat ein langes Leben mit viel Kraft geführt.

Kinder haben zu diesen anderen Welten noch einen leichteren Zugang, aber gerade deswegen wird es abwertend oft als Kinderfantasie abgetan.
Zu diesen Themen gibt es sehr schöne Bilderbücher. Kinder erleben im Wald diese Welten sehr aktiv; im Moos, bei Baumwurzeln und Bächlein. Oft bleiben auch Erwachsene im Wald auf einmal stehen und werden von diesen zauberhaften, stimmungsreichen Welten berührt; sie wissen jedoch nicht, was sie stoppt – sie bleiben einfach stehen. Es sind tatsächlich Wesenheiten, die sie anhalten.

Im Alltag nehmen wir die Atmosphäre solcher Orte wahr. Würden wir uns dann hinsetzen und die Stimmung meditativ auf uns einwirken lassen, könnte es gut sein, dass diese Wesenheiten erscheinen: Sie machen sich in der Form, in der wir sie imaginieren, sichtbar.

Je nach Kultur also verschieden.
So ist es tatsächlich. In Europa erscheinen sie meist mit Zipfelmütze, Stiefel und Wams, ähnlich der bei uns geläufigen Gartenzwerge. Diese Bilder entstammen der keltischen Zeit. So sahen die keltischen Knappen aus, die Bergwerker, die in den keltischen Salzminen pickelten und schaufelten. Die Zwerge werden »das kleine Volk« genannt, die Hollen oder Verhüllten. Die Briten nannten sie »the wee folk«. Der Fingerhut, die schöne Waldblume, heißt auch Handschuhkraut oder im Englischen »foxglove«; das ist eine Verballhornung von folks-glove – die Handschuhe des kleinen Volkes.

Für einen Indianer oder einen Afrikaner würden sich diese Wesen, auch wenn sie hier lebten, nicht in derselben Form zeigen. Für einen Afrikaner sind es kleine, pygmäenartige Wesen, die fast ungesehen durch den Urwald streifen. Und an der Ostküste Amerikas haben die Zwerge, die Gahongas, einen Irokesenschnitt. Auch sie werden »kleine Leute« oder »little people« genannt.

Ein Erscheinen von Elementarwesen ist nichts Materielles, es ist auch nicht eine subjektive Fantasie. Vielmehr ist es unser Hineinsinnen – und dort, wo sich die Aspekte dieser Wesen mit unserem eigenen Bewusstsein überschneiden, entstehen Bilder, die unsere Seele verstehen kann. Wie in der Traumdimension. Dieses Phänomen ist nicht nur durch Hirnstoffwechsel erklärbar.

Meine Kinder haben mir, als sie klein waren, wiederholt gesagt, sie hätten Zwerge gesehen.

Viele Kinder haben auch imaginäre Spielgefährten. Sie werden begleitet von solchen Wesenheiten. In der Schule werden diese Bilder meistens abgewertet und gelöscht.

Es gibt verschiedene Elementarwesen: Heinzelmännchen, aber auch Wasserwesen wie Nixen und Nymphen. Sie sind lieblicher und nicht so knorzig wie die Heinzelmännchen. Sie geben einem ein Gefühl von Ekstase. Insbesondere bei den Sylphen sind wir in ekstatischen Träumen. Ein Surfer, der auf den Wellen reitet, wird von diesen Elementarwesen begleitet und befindet sich dadurch in Ekstase. Diese Wasserwesen tanzen und träumen ekstatisch – und es liegt nicht in ihrer Natur, verständliche Auskünfte über heilende Pflanzen zu vermitteln.

Wenn ich an einem Fluss sitze, was ich sehr liebe, kommen mit dem fließenden Wasser Antworten auf Fragen meiner Seele.

Am Fluss ist die Stimmung tröstend, die Seele kann glücklich werden; man empfängt weniger konkrete Heilkräuter-Anweisungen, wie das die Gnomen geben können. Die Wesen des Wassers können die Seele auch mitnehmen, sodass es lange dauert, bis man wieder zu sich kommt. Die Indianer befürchteten, dass ihre Seele zu lange fließen würde und sie somit außer sich geraten.

Es gibt Fantasy-Schriftsteller, die so ziemlich alles durcheinanderbringen.

Oft verstehen sie nicht wirklich etwas von diesen Wesen, beispielsweise den Elfen, deshalb ist es sehr schwierig geworden.

Elfen, das sind die Alben oder Elben. Meistens erscheinen sie den Menschen als wunderschöne Wesen. Aber sie sind zwiespältig. Sie holen sich Menschen. Wenn ein neugeborenes Kind ganz besonders schön ist, können sie es stehlen; auch jemanden, der herrlich singen kann. Das ist altbekannt. Es gibt Elfenneid, und den Sänger holen sie sich. In der Mythologie heißt es, dass Sänger und Musiker sehr jung sterben, weil sie geholt werden. Bei unseren Vorfahren im keltisch-germanischen und slawischen Bereich war eine gute Kommunikation mit den Alben oder Elben sehr wichtig. Einige kamen nachts und ritten die Menschen. Albdrücken und Albträume nennen wir das.

Hat das etwas mit den Alpen zu tun?

Sicher, denn in den Alpen gibt es sehr viele Alben. Sie haben nicht nur Menschengröße; es gibt auch sehr große, sogar riesige Alben, die in Richtung Trolle gehen. Das zeigt die Sagenwelt deutlich. Gewiss ist das mit ein Grund, weshalb man sich früher scheute, in die Berge zu gehen.

Es gab bei den Germanen, etwa den Angelsachsen, Schamanen, die Alwin hießen; die Endung »win« heißt Freund. Alwin ist der Freund der Alben und Alfred einer, der mit ihnen Frieden machen kann. Das war eine wichtige schamanische Funktion. Die Alben können nämlich gefährlich sein; manchmal schießen sie tödliche, krank oder wahnsinnig machende Geschosse auf Menschen ab.

Im angelsächsischen Kräutersegen aus dem 11. Jahrhundert wird beschrieben, wie man mit Albenschüssen umgeht. Die Iren und die Angelsachsen passten noch lange auf, damit sie nicht angeschossen wurden von diesen Wesen.

Viele Krankheiten kommen aus diesen anderen Dimensionen, wie auch die Hexenschüsse. Im Altgermanischen gibt es auch die Asenschüsse oder Götterschüsse. Die Pfeile können ebenso von Göttern kommen: Apollo schießt sehr gerne Krankheitspfeile, auch der indische Rudra.

Gewisse Zauberer oder Zauberinnen verstehen es ebenfalls, magische Pfeile aus gebündelten Energien zu schießen.

In Indien gibt es Asketen, die ihre Willenskraft so sehr stärken, dass sie immer mehr göttliche Kräfte, also Siddhi-Kräfte, erlangen. Die niederen Götter werden neidisch und schicken dann Versuchungen oder eben Pfeile, um sie abzulenken oder zu schwächen.

Die Indianer hatten zum Teil Angst vor dem Blick der Eidechsen, weil sie befürchteten, aus ihren Augen könnte ein Geist schießen. Dies sind ganz feine und komplexe Phänomene, worin sich die Schamanen in den traditionellen Völkern sehr genau auskannten.

Pflanzenheilkraft

Kehren wir zu den Pflanzen zurück: Nehmen Pflanzen mit Ihnen im Alltag Kontakt auf?

Das kommt immer wieder vor. Wenn ich krank bin, erscheint meist eine Pflanze im Traum. Das passierte mir bewusst das erste Mal vor vielen Jahren – wenige Kilometer von hier entfernt, in Schwarzenburg. Ich schrieb an meinem ersten Buch in deutscher Sprache; wie ein Irrer arbeitete ich von morgens bis abends. Manchmal hörte ich aus einiger Entfernung eine Stimme, dass das Essen bereit sei. Sonst bekam ich vom Alltag nicht viel mit. Ich fühlte mich absolut erschöpft und ausgepowert, und nach vier Monaten hatte ich eine schwere Lungenentzündung. Da erschien mir im Traum eine Blüte, die wie eine kleine Sonne aussah. Am Morgen schaute ich vom Bett aus zum Fenster hinaus und sah an einer Böschung, wo der Schnee getaut war, kahle Stängel mit dieser Blüte.

Das war Tussilago farfara, Huflattich?

Ja, genau; sogleich schaute ich nach und las, dass Tussilago eine Husten lindernde Pflanze ist. Von da hat sie auch ihren Namen (lat. tussis = Husten). Meine Frau sammelte nun von diesen Blüten und machte mir Tee daraus. Das war für meine erschöpfte, erkältete Lunge genau das Richtige. Sonnenkraft kam in meine Lunge. Nach drei Tagen war ich wieder fit.

Es ist meistens gar kein weiter Weg bis zum helfenden Kraut. Es heißt, dass sich die Kräutersammler die Kräuter tief im Wald oder in den Bergen holen, bei den sieben Zwergen. Das bedeutet schlichtweg, dass der Kräutersammler sehr tief in Meditation geht – die aktuelle Pflanze ist jedoch meist unmittelbar da. Oft finden wir die besten Heilpflanzen zwischen Haustür und Gartentor.

Davon bekommt der zivilisierte Mensch mit seinem Gewächshaus-Gemüse nicht mehr viel mit. Pflanzen teilen sich mit, doch nur, wenn wir uns nicht über die Pflanzen stellen und nicht in dieses objektive Gehabe einsteigen. Das erzeugt nämlich ein Gefälle.

Das Wort Pflanze hat sich irgendwann im Mittelalter in die Sprache eingeschleust: Das, was unter der Fußsohle ist, heißt Planta. – Der Mensch steht darüber. Auch das Wort Botanik geht zurück auf ein griechisches Wort und steht für das, was die Tiere fressen. Vegetation ist schon etwas ansprechender, es heißt: das Lebendige, das Wachsende.

Sie werden sicher auch angefragt von Menschen, die eine bestimmte Krankheit haben und ein Heilkraut suchen?

Mir fällt dann meist nichts Konkretes ein; ich habe kein Register im Kopf, das ich zücken kann für eine Auskunft. Ich erzähle im folgenden Beispiel, wie das etwa ablaufen kann:

Eine Familie, ganz liebe, einfache Leute, die im Wald lebte, kam vorbei wegen ihres kleinen Jungen. Er musste neu in die Stadt zur Schule; da waren der Lärm, fremde Kinder, Ungewohntes. Der Junge war sehr verspannt und konnte nicht mehr schlafen. Die Eltern waren verzweifelt und fragten nach einem Kraut, das helfen könne. Und was stand gerade da? Es wuchs dort sehr viel Baldrian, so als würde er sagen: »Hey, hier bin ich doch.« Dann sagte ich: »Grabt diese Wurzeln aus und kocht einen Tee daraus.« Der Baldrian enthält eine Kombination von vielen Wirkstoffen, die nicht synthetisch hergestellt werden können. Eine Woche später war die Krise des Kindes vorbei. Es brauchte auch keinen Baldrian mehr, es war wieder entspannt. Oft sind die benötigten Pflanzen unmittelbar in unserer Nähe.

Einmal kam ein nierentransplantierter Mann vorbei, weil er Beschwerden hatte und ein Kraut dagegen suchte. Gerade neben uns wuchsen kanadische Goldruten. Ich habe ihm davon mitgegeben. Zwei Jahre später sah ich ihn wieder, und es ging ihm gut.

Kairos, der richtige Zeitpunkt: Ort, Zeit, Personen, Umstände, hier stimmt alles – die Not und die Offenheit des fragenden Menschen, jemand, der vermitteln kann, und das Heilmittel.

Die Realisation von Kairos ist ein Geschenk. Wenn ich zurückdenke, erlebte ich das immer wieder in meinem Leben. Eltern eines kleinen Kindes mit Hautausschlägen kamen – direkt neben uns wuchs die Gundelrebe: gerade die richtige Pflanze.

Es bedarf natürlich einer großen, langen Erfahrung – auch am eigenen Körper. Immer wieder habe ich mich bei Krankheiten selbst behandelt. Man muss die Pflanzen kennen, sollte auch die Eigenschaften der jeweiligen Pflanzenfamilien kennen, sollte wissen, was typisch und was möglich ist: Was ist der Charakter dieser Pflanzenfamilie? Gibt es Giftpflanzen in dieser Familie? Zum Wissen gehört der Alltagsbezug: Die Natur schweigt nicht. Ich habe mich über Jahre mit Pflanzen befasst und mit der Zeit ein Gefühl dafür bekommen. Ich probiere Pflanzen auch aus.

Das stimmt. Wenn man mit Ihnen unterwegs ist, dann naschen Sie öfters: Einmal essen Sie etwas Kamille, hier wird etwas geschnuppert, da etwas gekaut …

Das machen auch die Naturvölker. Während sie auf ihren Sammelstreifzügen über das Land wandern, naschen sie immer wieder an den Wildpflanzen. Die Wirkung ist eine prophylaktische, sie bleiben dadurch gesund. Die Pflanzen vermitteln unserem Organismus sehr viele Informationen. Diese Informationen empfangen sie vom Makrokosmos, vom Himmel, von der Sonne und der Erde. Man muss die Pflanzen zuerst einmal mit dem ganzen Wesen erfassen, unseren Ursinnen. Der Geruchssinn verbindet direkt mit dem alten Reptilienhirn. Da schlummern auch Urerinnerungen und Instinkte.

Wenn etwas gut riecht, ist es meistens – aber nicht immer! – in Ordnung. Was stinkt, das lässt man meistens sein. Wenn es gut riecht, kostet man. Wir kosten eine kleine Menge, meditieren damit, dann bemerken wir eine Wirkung. Das ist eine Botschaft. Bittere Leberkräuter regen die Verdauungsdrüsen an, andere Kräuter wirken sehr adstringierend, also zusammenziehend; sie können demzufolge blutstillend sein. So bekommen wir schon durch den Geschmack und den Geruch ein Bild. Ein weiterer Faktor ist, wie sich die Pflanze anfühlt. Wer das über Jahre macht, dem erschließen sich diese Welten immer mehr.

Die Hauptgiftpflanzen sollte man vorsichtshalber kennen. Denn: Schierling, Eisenhut oder Eibenblätter sind nicht zum Ausprobieren!

Sie sagen, es ist von Vorteil, wenn wir die Pflanzenfamilien kennen.
Es verhält sich wie bei den Menschen: Jede Familie hat ihre charakteristischen Merkmale. Ein paar Beispiele: Die Malvengewächse haben gute Schleimstoffe, sind einhüllend und beruhigend. Die Lippenblütler produzieren ätherische Öle und die Nelkengewächse Saponine.

Mit der Kenntnis der Pflanzenfamilie haben wir schon ganz wichtige Hinweise. Mit der Zeit bekommen wir ein gewisses Gespür dafür, sodass wir unabhängig vom Ort zur richtigen Heilpflanze kommen – sogar in der Großstadt: Zum Beispiel wächst in einer Mauerritze das Ruprechtskraut. Es ist blutstillend und aufheiternd, wie bereits Hildegard von Bingen sagte.

Wenn das Innere stimmt und die Geister und Götter da sind, um zu helfen, dann finden wir das richtige Heilkraut. Auch die alten Schriften über Pflanzen sind natürlich interessant. Heute gibt es eine Flut von Kräuterbüchern; man liest jedoch immer wieder die gleichen Fehler, oft sind sie abgeschrieben oder schlecht übersetzt. Dazu ein Beispiel:

Der indianische Steppenbeifuß, Artemisia ludoviciana, eine heilige Pflanze, heißt in Amerika »Prairie sage«. Die Pflanze ist grau und bitter und wird fälschlicherweise mit Salbei übersetzt. Das führt oft zu großen Verwirrungen und Falschanwendungen. Wenn man nur liest, dann mit Vorbehalt und verschiedene Bücher.

Wie machen das Leute, die nie etwas mit Botanik zu tun hatten? Steht ihnen diese Welt trotzdem offen?
Das Wichtigste ist, direkt zum Phänomen zu gehen. Gehe jeden Tag zu den Pflanzen. Öffne die Seele. Projiziere nichts hinein, nimm einfach auf. Du brauchst nicht klug zu sein,

du brauchst zu Beginn nicht unbedingt den lateinischen Namen zu wissen. Stimme dich einfach auf die Pflanzen ein.

Die Pflanzen spüren die Aufmerksamkeit der Menschen, und dann kommen die Pflanzenwesen selbst und führen die Menschen. Es ist nicht einseitig. Vielmehr ist es ein Aufeinander-zu-Gehen. Die Pflanzen kommen auf uns zu bis zu dem Punkt, wo sie uns Inspirationen zugänglich machen.

Wir entwickeln über die Jahre eine Sicherheit, und dann kann man auch die Bücher besser beurteilen. Es gibt Pflanzenbücher auf verschiedenen Ebenen. Einige konzentrieren sich nur auf Wirkstoffe. Das ist gut, wenn sauber gearbeitet wurde. Wenn es hoch esoterische Bücher sind, wird es zum Teil auch gefährlich. Denn vieles lässt sich nicht leicht empirisch nachprüfen. Am besten gehen wir zur Pflanze selbst, mit allen Sinnen …

Und mit einer empfänglichen Haltung.

Und ganz sicher nicht nur mit angelesenem Wissen.

Wir können es auch von einer anderen Perspektive betrachten: Die australischen Ureinwohner denken, dass das Land seine Pflanzen träumt. Es gibt Pflanzen, die ein Ausdruck der Berge sind, oder solche, die das Meer sind, zum Beispiel die Algen. Oder Pflanzen, die in Sümpfen wachsen.

Wir müssen uns Zeit nehmen, das ist sehr wichtig, um den Traum der Landschaft und das Wesen der Pflanze zu erkennen. Meist sind wir zu beschäftigt und nicht bereit, alles beiseitezulegen und unsere Seele tief zu öffnen. Wenn uns das jedoch gelingt, dann erscheint die Pflanze als etwas Wunderbares. Wenn wir uns dann noch ein bisschen mehr Zeit nehmen, führt sie uns, rein durch die Sinne, in eine

Art Zauberwelt. Pflanzenmeditation heißt nicht, mit geschlossenen Augen dazusitzen und Om zu sagen. Pflanzen brauchen diese Worte nicht, sie drücken das Om selbst mit ihrem ganzen Wesen aus.

Von Vorteil ist es sicher, dass man das,
was man wissen will, auch erbetet von der Pflanze,
sie also befragt.

Das ist ganz wesentlich. In allen Kulturen wird dies so praktiziert. So als gehen wir zu einer Person und fragen, ob sie uns helfen kann. Gewöhnlich gehen wir nicht einfach hin und nehmen etwas.

Die Pflanzen helfen gerne. Die Indianer sagen, dass wir sie fragen müssen, damit Antworten kommen können. Die Pflanzen müssen angesprochen werden, sie wollen erkannt werden. Wir müssen sie um Hilfe bitten. Viele der Pflanzenbeschwörungen, sei das hier oder bei den Indianern, sind dazu da, die Pflanzen an ihre Kräfte zu erinnern. Dann schenkt die Pflanze ihre Kraft. Natürlich setzt dies voraus, dass wir von einer Beseeltheit der Natur ausgehen und nicht denken, die Welt sei einfach tote Materie. Wer große Erfahrung mit Pflanzen hat, kann weder Pflanzen, Tiere oder Menschen als einen Sack voller Moleküle begreifen. Es gibt heute Vorstellungen, wir hätten so etwas wie einen guten Computer als Kopf und der Rest sei Biomechanik. Wenn der Funke ausgeht und wir sterben, seien wir lediglich Abfall, der entsorgt werden muss.

Wie wir Pflanzen betrachten, so betrachten wir auch Menschen und umgekehrt.

Wie ist das mit Steinen? Ich mag Steine sehr –
sie strahlen für mich Zeitlosigkeit und Gelassenheit aus.
Steine gehören in die unbelebte Natur, sie haben keinen Ätherleib. Sie sind nicht inkarniert. Sie haben aber trotzdem einen Geist. Mit Steinen in Kontakt zu kommen ist viel schwieriger als mit Pflanzen. Deren Geist ist noch weiter von uns entfernt, als es die Pflanzengeister sind. Und die Pflanzen sind wiederum weiter weg als die Tiere. Wenn man lange mit den Pflanzen zusammen ist, sich im Pflanzenreich bewegt und kehrt dann zurück und begegnet einem Pferd oder sonst einem Tier, muss man erst einmal innerlich umschalten: Denn wir machen zuerst keinen Unterschied zwischen einem Tier und einem Menschen. Mensch und Tier stehen sich im Verhältnis sehr viel näher als Mensch und Pflanze. Beide sind beseelt. Wie wir reagieren Tiere: Sie knurren, heulen, quieken vor Freude oder zeigen sonstige seelische Reaktionen. Das Pflanzenreich hingegen ist fast still, das Reich der Steine auch.

Jetzt verstehe ich, wieso ich mich auf einer einsamen Bergwanderung manchmal etwas überrumpelt fühle, wenn ich einer Gämse begegne.
Ja, es ist wegen dieser Unmittelbarkeit.

Häuptling See-Yahthl sagte: »Was macht ihr, wenn die Tiere nicht mehr da sind? Das ist ja so einsam, dann ist keine Seele mehr in der Nähe. Ihr werdet vor Einsamkeit umkommen.«

Deshalb gehören die Bären und die Wölfe wieder in die Berge.

Wer gibt hier den Ton an?

Bei der Kommunikation unter den Pflanzen schauen wir meistens die menschliche Perspektive an.

Wir schauen derart, weil das unsere Perspektive *ist*. Wir können beobachten – wie dies ein guter Gärtner tut –, dass einige Pflanzen sehr gut miteinander wachsen und einander ergänzen. Zum Beispiel die Laucharten und die Doldenblütler. Lauch, Zwiebeln und Möhren sowie Pastinaken passen gut zusammen. Das ist Kommunikation unter den Pflanzen. Sie mögen und harmonisieren einander, sie schützen einander die Aura.

Andere Pflanzen wiederum harmonisieren überhaupt nicht, sie unterdrücken einander: Sonnenblumen wachsen gar nicht gut zusammen mit Kartoffeln, und Eukalyptus oder Thuja drängt alles weg, da wächst kaum etwas anderes. Der Wermut verdrängt durch seine Ausdünstungen andere Pflanzen – auch das zeigt etwas über das Wesen einer Pflanze. Es gibt Sympathien und Antipathien unter den Pflanzen. Wir müssen jedoch vorsichtig sein und dürfen kein menschliches Verhalten hineinprojizieren oder -interpretieren.

Auf der geistigen Ebene stelle ich mir die Pflanzen nicht als einsame Monaden vor; oft wurden sie als himmlische Chöre beschrieben. Und ein Chor singt zusammen in Harmonie. Ein wenig spiegelt sich das auf der physischen Inkarnationsebene.

Die Arten in einem Ökosystem müssen sich vertragen.
Das ist klar. Man muss wegkommen von diesem Konkurrenzdenken wie das darwinistische »survival of the fittest« und »struggle for life«. Wir brauchen Modelle und Bilder, um etwas verstehen zu können. Das Modell, dessen sich Darwin bediente, ist jenes des damaligen Manchester Kapitalismus. Die Frühindustriellen waren in einem erbitterten Konkurrenzkampf um Rohstoffe, um Märkte, die Arbeitnehmer um Arbeitsplätze. Es erfolgte eine Verdrängung nach der anderen. Darwin hat dieses Verhalten dann in der Natur bestätigt gesehen. Es entsprach ganz dem Weltbild der damaligen Zeit.

Auch für den menschlichen Körper verwenden wir Bilder und Modelle. Für die Chinesen ist der Körper eine Landschaft; und natürlich wird eine harmonische Landschaft angestrebt. Für uns im Westen ist der Körper eine Maschine, und wir wollen, dass sie gut funktioniert.

Neueren Forschungsresultaten zufolge ist die Fähigkeit zu sozialem Verhalten der eigentliche Evolutionsfaktor.
Auch das ist ein Weltbild. All dies sind Denkmodelle und kein Abbild der Wirklichkeit.

Natürlich können wir Menschen das Miteinander der Pflanzen in einem Ökosystem ein Stück weit als Vorbild nehmen. Auch wir sind Teil von Ökosystemen. Sind die Bedingungen stimmig, dann können sich Wesenheiten, Pflanzen, manifestieren. Stimmen die Bedingungen nicht mehr, ziehen sie sich zurück. Es gibt heute Pflanzen, die sich immer stärker manifestieren und zahlreicher werden, zum Beispiel die Nelkenwurz. Einige nehmen zu und andere ab, das ist ganz natürlich. Auch als Gärtner sehe ich, dass eine Pflanze einige Jahre gut wächst und später eine andere.

Die Neophyten, also die eingewanderten Pflanzen, machen vielen Menschen Kummer.

Neophyten kommen manchmal so daher wie Eroberer, und dann pendeln sie sich im Ökosystem ein und finden ihre Nische. Viele denken heute: Wenn diese Neophyten nicht gestoppt werden, verdrängen sie alles. Zum Beispiel der große Bärenklau, die kanadische Goldrute, das drüsige Springkraut oder der japanische Knöterich.

Betrachten wir jedoch die Geschichte der Pflanzen, sehen wir, dass die Menschen vor hundertfünfzig Jahren große Angst hatten vor dem Franzosenkraut. Es wurde während der Kriege Napoleons verbreitet, sehr wahrscheinlich mit dem Pferdefutter. Damals überwucherte es ganze Gärten und Äcker; es war ein Riesenproblem. Auch die Saatwucherblume, eine goldene Chrysanthemenart, war ein großes Problem in Norddeutschland und verbreitete sich auch in Skandinavien. Sogar in die Kirchengebete wurde sie aufgenommen mit: »Herr, beschütze uns vor diesem Unkraut.« Die Regierungen verboten das Kraut und schickten überall Inspektoren aufs Land. Die Bauern, bei denen es wuchs, mussten Strafe zahlen, und zwar für jede Pflanze einen Heller oder Pfennig. Deswegen heißt es mitunter auch Hellerkraut. Die Bauern veranstalteten vor lauter Erleichterung ein Saufgelage, wenn die Inspektoren wieder gegangen waren und keines gefunden hatten. Die Saufgelage sind oft beibehalten worden, aber die Pflanze gibt's kaum mehr … *(grinst)*, sie steht auf der Roten Liste.

Es ist alles im Wandel. Von der Ebene der Devas aus können wir sagen, die Erde sei eine Art Projektionsfläche.

Kommunizieren Pflanzen auch mit Tieren?

Es gibt Botschaften von Pflanzen an bestimmte Insekten. Pflanzen können zum Beispiel einen fressenden Schädling anhand dessen Speichel erkennen und als Reaktion spezifische Duftstoffe aussenden. Dieser Duft hat eine Signalwirkung für Raubinsekten; sie werden dadurch angelockt und fressen die Schädlinge. Bei den Orchideen ist es ganz fantastisch, es gibt richtige Täuschungsmanöver: Sie senden Sexuallockstoffe aus, und die Insektenmännchen fliegen zur Orchideenblüte, die zusätzlich zum Duft mit einer Weibchenattrappe lockt. Die Männchen landen und kopulieren. Dabei wird ihnen von der Pflanze der Blütenstaub auf den Rücken platziert. Sie fliegen nun zur nächsten lockenden Orchidee, und dort wird der Blütenstaub abgeladen. Das ist ein sehr cleveres Einspannen der Insekten, ein sehr trickreiches Kommunizieren. Pflanzen instrumentalisieren die Insekten für ihre Zwecke. Manchmal werden Düfte ausgesendet, die nach Urin riechen. Da kommen dann die Fliegen für die Bestäubung. Bananenblüten sind spezialisiert auf Fledermäuse, Pflanzen mit knallroten Trichterblüten auf Kolibris. Die Nieswurz, Helleborus, ist spezialisiert auf Schnecken; andere Pflanzen werden von Käfern oder sogar von Säugetieren bestäubt. So suchen sich die Pflanzen die Tiere aus, die ihnen in erster Linie zur Fortpflanzung und Samenverbreitung dienen. Da sind die Pflanzen die Aktiven.

Menschen wurden und werden von den Pflanzen eingespannt in die Verbreitung von Pflanzensamen.

In der Evolution der Menschen, als wir noch Primaten waren, bewegten wir uns zur Futtersuche durch den Urwald. Wir sehen farbig und räumlich, und unsere Hände sind mit dem

Sehen koordiniert. So hangelten die Vormenschen durch das Grün, und wenn etwas Rotes kam, bedeutete das: Stopp, da ist etwas zum Essen! Die Pflanze produziert also eine rote Frucht, um die Primaten zu verlocken – damit später die Samen mit dem Kot verteilt würden. Sie stellt Tiere und Menschen in ihren Dienst. Noch heute hat Rot eine Signalwirkung auf uns, und nicht umsonst heißt auch bei den Ampeln: rot = stopp!

Ich denke auch, dass die Menschen durch die Pflanzen domestiziert wurden und nicht umgekehrt. Sie haben uns sesshaft gemacht. Pflanzen wie Mais, Getreide und Gräser, Nachtschattengewächse wie Kartoffeln und andere stellen einen großen Teil der Welternährung dar. Wir bereiten ein Saatbeet für die Pflanzenembryonen, damit sie gut wachsen können. Wir halten Fressfeinde wie Käfer und äsende Rehe von ihnen fern, wir bewässern und düngen sie. Das ist Arbeit. Diese Pflanzen haben für uns Arbeit »erfunden«. Die Überschüsse müssen verteilt werden, und die ersten Häuptlingstümer in den frühbäuerlichen Gesellschaften hatten die Aufgabe, den Überschuss zu horten und zu verteilen. Dadurch konnten die Bevölkerungszahlen steigen und der Weg Richtung Zivilisation beginnen.

Mit Cannabis die Geister sehen

Es ist eine ungewöhnliche Sicht, die Pflanzen als so aktiv und weitreichend in ihrer Wirkung zu betrachten.
Diese Sichtweise ist nicht anthropozentrisch, deshalb mag sie uns als ungewöhnlich erscheinen. Wir haben vielleicht nicht alles so im Griff, wie wir das immer meinen. Einige Pflanzen, Nachtschattengewächse zum Beispiel, versklaven die Menschen richtiggehend, zum Beispiel der Tabak. Dann wird überall Tabak angebaut, um diese Sucht zu befriedigen. Oder die Tollkirsche; die Angelsachsen benutzten den Namen Dweller für diejenigen, welche der Tollkirsche verfallen waren. Sie kamen nicht los vom Geist der Tollkirsche, die sie gelegentlich konsumierten. Dwale oder Dwell ist das altenglische Wort für Tollkirsche. »To dwell on« heißt, man haftet an etwas, man bleibt an Dingen kleben. Ein Dweller ist jemand, der nicht loskommt von seiner Vergangenheit; er kommt nicht darüber hinweg.

Machen alle, welche die giftige Tollkirsche probieren, diese Erfahrung?
Wenn man eine sehr intensive Erfahrung macht, ja. Man sieht es einem Menschen, der den Nachtschattengewächsen verfal-

len ist, regelrecht an. Bezüglich der Tollkirsche gab es unter den Wilderern auch eine intelligente Anwendung: Es gehörte zur Kultur der Wilderer, im Herbst mit der Einnahme einer ganz geringen Dosierung Belladonna zu beginnen und sie dann zu steigern. So konnten sie im Dunkeln besser sehen, weil die Pupillen größer werden; und sie wurden auch etwas hellsichtiger. Man kann mit den Nachtschattengewächsen auf Astralreisen gehen, mindestens in niedere astrale Bereiche. Die Wilderer wussten nun besser, wo sich die Hirsche und Gämsen aufhielten. Auch wussten sie, wo der Jäger ist. Die Seele wird mit den Wirkstoffen, den Tropanalkaloiden, etwas vom Körper gelöst. Deshalb fand die Tollkirsche auch in Hexensalben Verwendung. Das Wissen und die Kunst darüber haben wir weitgehend verloren, weil es vor allem mündlich überliefert wurde. Ich habe einen Wilderer kennengelernt, der tatsächlich im Herbst noch auf Tollkirsche wildert. Er hat beim Wildern Erfolg. Aber er hängt an dieser Pflanze, er ist ein Dweller.

Rauschpflanzen: Zu was sind sie gut, wo sind die Gefahren?

Bei den Naturvölkern spielen Rauschpflanzen eine Rolle, insbesondere in Südamerika, aber auch anderswo. In Südamerika sind sie Meister in der Anwendung geistbewegender Pflanzen, auch bei Jugendlichen, und zwar zum Zweck der Initiation. Die Jungen werden beispielsweise rituell eingeführt ins Mannsein. Meistens werden sie abgesondert von der Gemeinschaft. In Afrika oder Australien werden sie mit weißem Lehm bestrichen. Das bedeutet, sie sterben als Kinder und sind nun Geister. Die Mütter weinen, denn sie haben dieses Kind nicht mehr. Sie werden in den Wald gebracht und oft unter Drogen gesetzt: in Australien zum Beispiel unter Pituri, ein Nachtschattengewächs. In Südamerika gibt es eine ganze Palette von Pflanzen, die infrage kommen. Die Drogeneinwirkung erzeugt Verwirrung und Visionen. Diese Visionen werden geführt; die Jugendlichen erfahren eine Einweihung in die Kultur der Erwachsenen. Erst dann haben sie die Fähigkeit, Verantwortung für eine Familie zu tragen.

Nimmt die ganze Gruppe auch Drogen?
Das ist dann etwas anderes. Bei bestimmten Jahresfesten legt der Stamm den Alltag beiseite, es werden beispielsweise Starkbiere gebraut; in Südamerika kauen die Leute Maniok und spucken es in eine Wanne, das vergärt dann. Vielleicht kommt auch noch anderes Psychedelisches hinzu. Nach der Einnahme sind alle betrunken. Das erlaubt, dass die Geister und Götter kommen können. Diese von der ganzen Gemeinschaft getragenen Rituale werden einige Male pro Jahr durchgeführt.

Und hier im Westen? Gab oder gibt es solche Rituale auch?
Das kannten wir auch, insbesondere in der vorchristlichen Zeit: in der Bronzezeit und der Megalithzeit. Bei den Kelten spielte das Bilsenkraut eine Rolle – es war Belenos, dem Sonnengott, geweiht. Bei seiner Hochzeit mit der Blumenfrau, der Vegetationsgöttin, zum Maivollmond – das ist das ursprüngliche Maifest – und bei der Sommersonnenwende, da wurde Bilsenkrautbier getrunken. Das hob die Menschen hoch in eine magische Sphäre; sie sahen die Götter, und es kam zu ausgelassenen Orgien, und die Fruchtbarkeit wurde erhöht.

Nicht nur die menschliche Fruchtbarkeit, sondern auch die Naturfruchtbarkeit, die der Äcker und der Tiere, wird durch solche Feste erhöht. Die Naturgeister sprangen in die

Menschen hinein und tanzten in ihnen und durch sie. Da war viel Lebensfreude! Gelegentlich gibt es noch heute diese Feste in der Natur, mit Wein und Cannabis. Es wird gelacht und gesungen. Oft wird das jedoch abgeblockt und als unseriös hingestellt. Häufig meint man, nur durch Denken hätten wir einen guten Lebenswandel.

Haben Sie dazu ein Beispiel?
Ich arbeitete in jungen Jahren in einem biodynamischen Landwirtschaftsbetrieb, in einer größeren Gruppe. Bei solchen Festen im Sommer sprangen die Geister in uns rein, man konnte sie fast sehen. Wir waren begeistert, im wahrsten Sinne des Wortes. So haben wir die Fruchtbarkeit herbeigetanzt, und der Garten wuchs besser. Als diese Rituale vom Dorfpriester verboten wurden, ist die Fruchtbarkeit des Gartens drastisch zurückgegangen. Ich hatte es am eigenen Leib erfahren, was bei solchen Fruchtbarkeitsfesten geschieht. Hier spielt eine geistbewegende Substanz, meist Alkohol, in Verbindung mit etwas anderem eine wichtige Rolle.

Es gibt anscheinend ein natürliches Bestreben des Menschen nach Ekstase.
Genau. Es fragte einmal ein Missionar an einem wilden Fest in Westafrika: »Warum tut ihr so verrückt und tanzt herum und berauscht euch, statt nüchtern zu sein?« Ein Afrikaner antwortete ihm: »Wir tun das, damit wir nicht verrückt werden.«

In unserer engen und mondänen Gesellschaft ist es schwer geworden, wirkliche Ekstase zu erleben. Die Kinder und Jugendlichen stehen in den Schulen oft unter enormem Druck.

Alles wird für sie geplant. Sie werden dressiert wie kleine Zuchttiere, Jahr für Jahr. Aus dieser Enge ist der heutige Drogenkonsum zu verstehen; Kiffen ist eine Art Versuch von Selbsttherapie, ein Ausklinken aus dieser Maschinerie. Dieses sinnlose Kiffen und Auf-Trip-Gehen in unserer Gesellschaft kennt man bei den Naturvölkern kaum.

Bewusstseinserweiternde Erfahrungen werden bei nicht rituellem Drogenkonsum wohl kaum gemacht.

Meist gelingt das nicht, weil niemand diese Leute führt. Es ist ein Tabuthema.

Was die Naturdrogen betrifft: Es gibt Menschen, die wollen nur natürliche Substanzen zu sich nehmen und brauen sich einen Tee aus Engelstrompeten – das entspricht einem Ticket in die andere Welt ohne Rückfahrticket. Naturdrogen sind genauso gefährlich wie synthetische, manche sogar noch gefährlicher. Und auch wo das Kiffen oder Marihuanarauchen in traditionellen Kulturen schon immer gepflegt wurde, ist es nicht angesagt, dass Jugendliche das tun sollten. Es ist dort genauso verpönt, wie wenn bei uns Jugendliche jeden Tag sturzbetrunken sind.

Zu welchen Anlässen und in welcher Form wird Cannabis traditionell konsumiert?

Cannabis, Hanf, ist eine wunderbare Pflanze. Sie löst die Seele vom Irdischen und kann, je nach Charakter, dazu führen, dass jemand das Wunder der Schöpfung und des Lebens besser wahrnehmen kann. Die Mexikaner nannten diese Pflanze daher Marihuana: Das sind Maria y Juan, Maria und Johannes – als Zeugen des göttlichen Wunders.

In Indien wird Hanf bei Hochzeiten und Bestattungen konsumiert: Alle nehmen das dann.

Die frisch zerhackten Cannabisblüten werden mit Quark und etwas Pfeffer vermengt, zu Kugeln gerollt und so als »Bhang« eingenommen. Einige Brahmanen nehmen es auch, wenn sie die heiligen Schriften studieren. Sodass sie verweilen können an den Sätzen und Klängen und die Tiefen nicht überlesen. Nicht-Brahmanen nehmen es bei Festen und wilden Feiertagen wie Holy, einem Fruchtbarkeitsfest im Frühling. Da öffnen sich die Leute und werden besessen von den Frühlings-Wachstumsgeistern. Es ist ein wildes, tolles Fest. Oft sind die Touristen entsetzt. In ländlichen Gegenden wird ihnen gesagt, sie sollen in ihren Hotels bleiben. An diesem Fest spielen Hanf und Stechapfel eine wichtige Rolle. Es ist Shiva in seiner wilden Phase; der Frühling kommt – und die Winterhexe wird verbrannt.

Weshalb wird in Indien bei Hochzeiten Hanf eingenommen?
Braut und Bräutigam haben sich vor der Hochzeit oft noch nie gesehen. Während der Hochzeit, die mindestens drei Tage dauert, werden die alten Mantras gesungen, das ewige Feuer brennt in der Mitte. Das Paar wandelt um dieses Feuer, und dann schauen sie sich zum ersten Mal an. Meistens erkennen sie sich, weil, wie es im Englischen heißt: »Ehen werden im Himmel gemacht.« Es sind häufig alte karmische Beziehungen. Um dies nicht auf einer profanen, allweltlichen Ebene zu zelebrieren, haben alle Bhang, also Hanf, genommen. Es hilft ihnen, die Hochzeit nicht als egoistische Menschen zu vollziehen und sie tatsächlich im Himmel stattfinden zu lassen. Meistens sind diese Ehen durch Liebe geprägt und auch von Dauer.

Auch Bestattungen sind Rituale, bei denen Hanf genommen wird.
Bestattungen sind in Indien öffentlich, am Fluss oder am Teich. Der tote Mensch wird dem Feuer übergeben. Der älteste Sohn holt das Gras bei den Unberührbaren, welche die Hüter des heiligen Feuers sind. Dafür muss er zahlen. Dann nimmt er das heilige Gras, auch Kusha-Gras oder Bermuda-Gras genannt, und zündet damit den Toten an, meist beim Mund, jenem Körperteil, der das meiste Karma verursacht. Die Leiche ist mit Butter eingerieben, sie liegt auf Holz – und brennt dann lichterloh. Alle Teilnehmer nehmen Bhang, Cannabis, damit sie sehen, wie sich die Seele hinauswindet aus den fünf Körperhüllen. Wie Shiva tanzt die Seele auf dem Feuer und fliegt schließlich davon. Mithilfe dieser heiligen Pflanze kann dies gesehen werden. Man sieht auch, wie alle möglichen kleinen Dämonen mittanzen: Das sind alle unerfüllten Wünsche und Begierden, die nun selbstständig werden und sich hinauswinden. Die Seele fliegt meistens zu einem alten Baum, er ist für sie wie ein Körper; und zugleich ist er, da er makrokosmisch ist, eine Leiter in die andere Welt, in die Welt der Vorfahren, der Ahnen und der Götter. Für den Verstorbenen ist der heilige Baum ein Weltenbaum. Und damit die Seele auf der Reise noch etwas zu essen hat, wird eine Schale aus ungebranntem Ton daran aufgehängt, gefüllt mit Gangeswasser und Reiskugeln, die aber nicht gesalzen sind. Denn Salz würde an die Erde binden. Mithilfe des Hanfes kann dies alles gesehen und erlebt werden.

Hanf öffnet den Menschen ein Tor zu den geistigen Welten.
Hanf wird rituell eingesetzt. Dies ist eine uralte kulturelle Tradition, die es auch in Zentralasien gab. Die Reiternomaden hatten ebenfalls ein Totenbegleitritual mithilfe von Hanf. In

schwitzhüttenähnlichen Zelten verabschiedeten sie sich von den Toten. Sie legten Hanf aufs Feuer und atmeten den Rauch ein. Sie sind direkt »mitgegangen«. Bei dieser ganz alten, ehrwürdigen, rituellen Anwendung wurden die Pflanzen auch richtig eingesetzt.

Das unterscheidet sich grundlegend von Jugendlichen, die wir heutzutage in Schulen einsperren und mit vielen Fakten und Daten mästen, die sie gar nicht verdauen können, und sich dann zukiffen.

Im Westen macht der Cannabiskonsum den Geist eher zu, im Osten findet eine Öffnung statt.

Heimlicher Cannabiskonsum kann zu paranoiden Zuständen führen. Meist wird es hier zusammen mit Tabak geraucht. Tabak hat eine entgegengesetzte Wirkung. Cannabis öffnet und ermöglicht im besten Falle eine Art Seelenflug oder Bewusstseinserweiterung, doch das wird dann vom Tabak sehr gebremst. Nikotin hat eine dem Adrenalin verwandte Wirkung. Es blockiert und macht eng. Oft erfahren die Konsumenten zuerst einen Tabak-Flash und sind danach zugedröhnt. Das ist etwas völlig anderes als eine rituelle Anwendung. Wie eine Pflanze eingesetzt wird, ist eine kulturelle Sache.

Hanf ist eine relativ harmlose und gute Pflanze, sie wurde aber verteufelt. Die Gutenberg-Bibel wurde auf Hanf gedruckt, die ersten Jeans aus Hanf gefertigt, Segel und Seile waren oft aus Hanf. Es ist keine Giftpflanze; vielmehr ist es eine ganz wichtige Heilpflanze. Natürlich sind Menschen an Hanf gestorben ... Aber das waren höchstens die Verbrecher, die man an Hanfseilen aufgeknüpft hat *(grinst)*.

So sind diese geistbewegenden Pflanzen – der Albert Hofmann nannte sie Psychovitamine – genauso ein Geschenk an die Menschen, von der Welt der Pflanzendevas, von der Götterwelt, wie die Nahrungs- und Heilpflanzen.

Interessant finde ich, dass die Pflanzen uns Substanzen vermitteln, die unser Bewusstsein gerade auch gegenüber den Pflanzen fördert. Wer tut jetzt was?

Die Pflanzen schenken uns Mittel, damit sie selbst besser erkannt werden von uns. Wir haben tatsächlich Rezeptoren im Hirn, an denen das andockt. Es ist unsinnig, bestimmte Pflanzen zu verteufeln. Solch ein Verhalten ist meiner Ansicht nach pathologisch.

Geburt, Hochzeit, Tod, Krankheit, das sind existenzielle Übergänge für die Menschen: *Rites de passage.* Da spielen sehr häufig geistbewegende Pflanzen eine Rolle. Sie heben einen aus dem Alltag heraus. Der Mensch erfährt eine Metamorphose.

Bei einer Geburt erlebt die ganze neue Familie eine Metamorphose. Aber auch für die Seele, die plötzlich die geistige Welt verlässt und in diese Welt hineingeboren wird, ist es ein riesiger Übergang.

Den Übergang bei der Geburt unterstützt Beifuß sehr gut. Oft wird mit Beifuß geräuchert oder er wird am Boden ausgelegt. Auch Hanf spielt bei den Geburtsvorgängen eine Rolle. Etwa in Südafrika, wo es »Dagga« genannt wird. Wir wissen heutzutage kaum mehr, was eine natürliche Geburt ist. Eine Geburt kann ein ekstatisches Erleben sein, das Kind wird richtig hinausgetanzt.

Geheimes Wissen

Die Heilmittelkunde hat eine lange Geschichte, die oft in Vergessenheit geriet.

Es gibt vieles, was wir uns kaum vorstellen können. Bestimmte Kräuterfrauen pflegten eine Kräutertradition, deren Wissen manchmal eher zufällig oder unter einem anderen Namen öffentlich wurde.

Dazu die Geschichte des Fingerhutes, Digitalis: Der Arzt William Withering aus dem 18. Jahrhundert hatte eine Verlobte, die Pflanzen-Aquarelle malte. Er interessierte sich zunehmend für Botanik und verstand auch etwas davon. In seinem schwarzen Arztköfferchen waren die damals üblichen und als wissenschaftlich geltenden Medikamente wie Quecksilberpräparate, Arsen, Opiumpräparate und abführende Mittel. Für Pflanzen hatten die gebildeten Mediziner damals wenig übrig.

In einem Dorf begegnete ihm eine aufgedunsene Frau. Sie litt unter einer Wassersucht, die auf Herzschwäche zurückgeht, und bat ihn um Hilfe. Er dachte sich, dass sie nicht mehr lange leben würde, und gab ihr ein Placebo. Ein paar Monate später war er wieder dort, und die Frau sah gut und munter aus. Er fragte sich, wieso sie nicht gestorben sei. Da vernahm er, dass ihr eine »old hag«, eine alte Kräuterhexe, einen Sud gegeben hätte. Es war unter seiner Würde, mit dem alten Kräuterweib zu reden, und so ließ er sie ausspionieren. Er fand heraus, dass über zwanzig verschiedene Pflanzen für diesen Sud verwendet wurden. Der Arzt ließ sich alle diese Pflanzen bringen und untersuchte sie genau; die meisten stellten sich als wirkungslos heraus bei Wassersucht. Dann kam er auf den Fingerhut und erkannte, dass hier das Wirkprinzip sein musste. Er fand es nicht einmal für wert, die anderen Pflanzen namentlich aufzuzeichnen. Anschließend machte er damit an seinen wassersüchtigen Patienten Versuche. Einige starben. Er machte auch an Tieren Versuche, und viele sind gestorben. Dann behandelte er in der Armenklinik kostenlos Menschen. Auf diese Weise sammelte er seine Erfahrungen mit Digitalis. Er gilt als Begründer der Herztherapie. Fingerhut war bis zu diesem Zeitpunkt höchstens als Brechmittel bekannt. Interessant am Ganzen ist, dass er das Wissen von einer alten Kräuterfrau hatte.

Diese alte Kräuterfrau wurde nicht gefragt …

Heute gibt es Ethnobotaniker, die fragen würden. Sie versuchen mit allen möglichen Tricks, an die Geheimnisse einer kräuterkundigen Person zu gelangen. Oft sind das heilige Geheimnisse. Aber ab und zu kommt etwas an die Oberfläche.

Zum Beispiel war die Anwendung des kleinblütigen Weidenröschens bei Prostataentzündungen, die Maria Treben angab, vorher nirgendwo aufgeschrieben gewesen.

Ethnobotaniker haben natürlich immer wieder Dinge aufgezeichnet. Das ist für die Pharmaindustrie interessant, da ist ganz viel Wissen versteckt. Ethnobotaniker werden ausgebildet, um ethnologische Feldforschung zu betreiben, aber es werden auch Tricks vermittelt, um den Kräuterkundigen altes Heilwissen zu entlocken. Tricks, damit sie sich verplappern. Das spart sehr viel Laborforschung.

Die Kräuterkundigen erzählen das nicht freiwillig?
Die meisten nicht. Ich kenne das von den Indianern. Sie erzählen so etwas überhaupt nicht weiter – ist es doch ein Geschenk von den Geistern. Sie denken, es verliere an Kraft oder die Geister wären ihnen böse, wenn es zu oft weitergegeben wird. Auch untereinander sprechen die Indianer wenig darüber, denn dieses Wissen ist wie ein Privatbesitz. Umgekehrt sind bei ihnen materielle Dinge nur bedingt Privatbesitz – es ist also sehr verschieden von unserer Auffassung. Wenn ich dort beispielsweise unbedingt ein Auto bräuchte, dürfte ich mich in ein Auto setzen und wegfahren. Das wäre kein großes Problem. Die geistigen Dinge, die Visionen und Träume, darf man sich jedoch nicht einfach »nehmen«. Wenn ich einen Traum habe, kann nicht ein anderer sagen, es sei sein Traum, und ihn als seinen Traum weitererzählen. Das ist absolut privat.

Eine Vision kann jedoch geschenkt oder auch gekauft oder an jemanden weitergegeben werden. Ein Mensch hat beispielsweise die Fähigkeit zu heilen, und ein anderer möchte dieses Talent gerne haben. Er sagt: »Ich gebe dir fünf Pferde oder zehn Büffelfelldecken, ich würde dir gerne deine Vision abkaufen.« Es kann also getauscht werden. Meistens wird dieses Wissen auch vererbt, es wird in der Familie weitergegeben, bei den Cheyenne-Indianern meistens zum Sohn der Schwester. Das sind kulturelle Gepflogenheiten.

Deshalb ist es eine absolute Illusion, wenn wir meinen, wir könnten ein paar Schamanen einladen und sie würden uns dann ein paar schöne Heilrezepte mitteilen.
Wie ich bereits erwähnte, war der mit mir befreundete Elkshoulder in Garmisch bei einem großen Schamanentreffen. Schamanen aus der ganzen Welt trafen sich, und man

hoffte, sie würden ihr Wissen kommunizieren. Doch nichts geschah. Ihre Geheimnisse gaben sie nicht preis.

Die Ethnologin Amelie Schenk hatte einen mongolischen Schamanen eingeladen. Die Veranstalter wollten nun unbedingt, dass sich die Schamanen austauschten. Sie brachte also den Mongolen dazu, sich mit dem alten Indianer Elkshoulder hinzusetzen. Der Mongole konnte zu seiner Assistentin reden, sie hatte in Leipzig studiert und konnte demnach Deutsch. Elkshoulder spricht Cheyenne und weigert sich meistens, englisch zu reden, doch mit mir spricht er englisch. So konnte ich von ihm ins Deutsche übersetzen, und die Assistentin des Mongolen konnte es ins Mongolische übersetzen und umgekehrt. Der Mongole fragte: »Was kannst du heilen?« Elkshoulder sagte: »Alles.« Darauf der Mongole: »Ich kann auch alles heilen.« Pause. Nach einer Weile sagte der Mongole: »Ein bisschen Schwierigkeiten habe ich mit Kehlkopfkrebs, kannst du das heilen?« Darauf Elkshoulder: »Ja, das kann ich heilen.«

Inzwischen überlegte ich mir, wieso bei den Mongolen Kehlkopfkrebs ein Thema ist … Vieles in ihrer Kultur kommt aus der tibetisch-buddhistischen Linie, da spielt der Kehlkopf eine Rolle. Auch ihre sakralen Gesänge sind Kehlkopfgesänge, sie singen Obertöne. Wenn in der Vorstellung der Mongolen jemand in die Hölle fährt, dann bekommt er einen ganz winzigen Hals, einen Riesenhunger, und überall sind köstliche Speisen. Aber da der Hals so eng ist, kann das Essen nicht geschluckt werden. So ist die ganze Angst auf den Kehlkopf fokussiert. Bei verschiedenen Kulturen sind die Krankheiten auf unterschiedliche Körperteile fokussiert.

»Wie kannst du den Kehlkopfkrebs heilen?«, fragte nun der Mongole. Elkshoulder erzählte etwas von einer Pflanze, die gelb blüht. Auf dem Kongress war auch eine Ethnobotanikerin, die eine Arbeit über die Ethnobotanik der nördlichen

Cheyenne-Indianer geschrieben hatte. Wir rätselten und rätselten. Mehr erzählte Elkshoulder nicht. Dann fragte ihn der Mongole, wie er die Pflanze gefunden habe. »Die Geister haben diese Pflanze meiner Mutter offenbart, und sie hat mir dieses Wissen geschenkt«, sagte Elkshoulder. Das war es dann. Viele Bemühungen unsererseits, aber es fand keine richtige Kommunikation zwischen den beiden Schamanen statt.

Bei vielen Naturvölkern – nicht bei allen – werden diese Geheimnisse nicht einfach so preisgegeben.

Es ist wohl gar nicht so einfach, dazu Forschung zu betreiben.
Wenn die Anthropologen kommen, heißt es bei den Cheyenne-Indianern: »Oh, the anthros come ...«

Sie erzählen dann irgendetwas. Sie nehmen die Projektionen der Wissenschaftler auf, bestätigen sie und geben nichts preis. Die Cheyenne-Indianer haben alle einen tätowierten blauen Punkt auf der rechten Hand. Dieser dient dazu, dass der Hüter, wenn sie mit dem Tod in die andere Welt kommen, sieht, dass er es mit einem echten Cheyenne-Indianer zu tun hat.

Einmal war ich dort, und eine ethnologisch interessierte Person fragte den alten Indianer: »Ach, ich sehe, du hast hier einen blauen Punkt. Wie hast du das denn bekommen – jugendlicher Leichtsinn?« Seine Antwort war: »Ja, du sagst es, jugendlicher Leichtsinn.« Das war's. Der Indianer ging überhaupt nicht auf das Thema ein. So wird sehr wenig offenbart oder gezeigt. Auf diese Weise verbreiten sich auch viele Falschinformationen. Sie sind ebenso Meister im Legen von falschen Spuren. Sie wollen nicht beobachtet werden und keinen »big brother«, der alles über sie weiß und letztendlich dieses Wissen gegen sie verwendet, um sie unter Kontrolle zu bringen. Was ja auch tatsächlich der Fall ist: Man möchte die Indianer unter Kontrolle haben und versucht so viel wie möglich über sie herauszufinden.

Wäre es nicht von Vorteil, wenn dieses alte Wissen auch bei uns Anwendung finden könnte?
Nein, überhaupt nicht. Ich bin vollkommen einverstanden, wie sie es handhaben. Wenn wir wirklich etwas wissen wollen, sollte es mehr oder weniger direkt von den Geistwesen kommen. So denken die Indianer, und ich kann das unterstützen. Wir sollten selbst daran arbeiten, diese Fähigkeiten zu entwickeln, und den Weg selbst gehen.

Wenn wir fünf bis acht Pflanzen richtig gut kennen – das sagt auch Maria Treben –, können wir fast alles heilen. Vorausgesetzt, wir sind mit der Essenz, mit dem Wesen dieser Pflanzen verbunden. Zu viel oberflächliches Wissen ist möglicherweise gar nicht gut. Wir werden heute mit Fakten und Forschungsergebnissen fast erschlagen. Lieber etwas Einfaches und das unmittelbar selbst erfahren – dann wissen wir, dass es stimmt.

Früher gingen die jungen Wanderburschen zu einem Meister, bis sie das Handwerk konnten. Wir können auch viel von einem Pflanzenmeister, von einem Pflanzenkundigen oder einer Heilerin lernen. Aber das Wesentliche, das müssen wir direkt erleben.

Ich nehme es den Schamanen nicht übel, wenn sie ihr Wissen zurückhalten.

Es besteht eine gewisse Gefahr, wenn Westler meinen, sie müssten hier indianisch leben.
Ja, davor haben die Indianer auch immer gewarnt. Es ist unmöglich, denn die Pflanzen sind auch Teil des Geistes

des Landes, sie sind der Traum des Landes. Wir können die Pflanzen, die dort wachsen, nicht in jedem Falle hier anwenden. Am allerbesten werden wir mit den hier wachsenden Pflanzen heilen und geheilt. Das sagte auch Paracelsus: »Lasst eure Wiesen und Wälder eure Apotheken sein.«

Das bedingt aber, dass es diese Wiesen und Wälder überhaupt noch gibt.

Auf jeden Fall. Es ist ein Aufruf, unsere Wiesen, Wälder und Felder zu achten und zu erhalten und nicht zu planieren nach rationalistischen Gesichtspunkten. Das gilt auch für die Tiere, denn sie gehören zu den Pflanzen, sie sind nicht getrennt.

Viele unserer Nahrungspflanzen werden durch Bienen bestäubt; im Moment haben wir eine große Krise, weil viele Bienen sterben. Erstens sind sie ätherisch geschwächt und sind somit anfällig für Milben; zweitens werden zu viele Insektizide gesprüht, und was ganz schlimm zu sein scheint, ist die Mobilfunkstrahlung: Oft finden die Bienen deshalb nicht in den Stock zurück. Ebenso wie die Wale durch die Sonargeräte der U-Boote: Um andere Schiffe zu orten, werden Schallwellen losgeschickt. Die Wale verlieren die Orientierung und stranden. Wir gehen hemmungslos, rücksichtslos und brutal gegen die Natur vor; wir wissen und merken nicht, dass wir in unser eigenes Fleisch schneiden. Wir sind nicht getrennt.

Den Weg des Herzens gehen

Herz-Kreislauf-Erkrankungen sind bei uns die häufigste Todesursache. Das war nicht immer so.

In traditionellen Gesellschaften kamen Herzprobleme, wie wir sie im Westen haben, kaum vor. Verwundungen und Verletzungen waren dort ein Thema, Magen- und Verdauungsprobleme, oft auch Lungenprobleme. Diese entstanden, wenn die Menschen im Winter lange in verrauchten Hütten saßen. Später im Neolithikum kamen verschiedene Seuchen dazu, die zum Teil von Haustieren übertragen wurden. Viele Kinderkrankheiten waren ursprünglich solche Krankheiten. In der Anfangsphase des Neolithikums, also mit der Domestizierung von Tieren, gab es mehr bakterielle und virale Infektionen. Das war gegenseitig; die Menschen haben auch Krankheiten auf Tiere übertragen.

Die Bauernvölker verwendeten andere pflanzliche Heilmittel als die Jäger und Sammler. So etwas wie Herzkrankheiten gab es damals kaum oder gar nicht.

In der heutigen Welt existieren andere Probleme und deshalb andere Krankheiten. Bei unseren bäuerlichen Vorfahren im Mittelalter oder im Altertum werden zwar Herzkrankheiten beschrieben, aber das hieß dann Kaltherzigkeit, Unbarmherzigkeit, nicht herzlich sein, engherzig sein, herzlos oder mutlos sein. Mut sitzt im Herzen; die französischen Worte »cœur« und »courage« sind verwandt. Als herzkrank galt damals jemand, der niemanden ans Herz drücken kann.

Es galten also nur die seelischen Aspekte des Herzens.
Ja. Auch der Geizhals ist herzkrank oder jemand mit Hass im Herzen. Das wurde mit Herzpflanzen behandelt. Die beliebtesten Herzpflanzen waren Linde (sie hat herzförmige Blätter), Veilchen, Rose, Borretsch. Aus heutiger Sicht denkt der Pharmakologe natürlich, wie unwissend diese Menschen damals doch waren, Herzkrankheiten auf diese Weise zu behandeln. Aber die Herzpflanzen wirkten – im obigen Sinne – seelisch.

Die heutigen Herz-Kreislauf-Erkrankungen sind eine Folge unserer unnatürlichen Lebensweise.
Die Herzkrankheiten von heute haben zu tun mit der »Pumpe«; Stress, unnatürliche Arbeitsbedingungen und -rhythmen, Hetze – das sind neuere Phänomene. Es konnte damals gar keine Herzmittel im heutigen Sinne geben, zumal diese Krankheiten gar nicht existierten. Dazu eine Geschichte:

Die Naturvölker haben einen riesigen Arzneimittelschatz, das sah ich bei den Indianern, bei Tallbull. Der alte Medizinmann hatte Herzangina. Er wollte nicht zu den Weißen gehen wegen eines Medikaments. Ich fragte ihn, ob sie denn selbst keine Herzmittel hätten. Er sagte, Karies, Diabetes, Krebs und Herz-Kreislauf-Erkrankungen hätten die Indianer früher nicht gekannt. Diese Zivilisationskrankheiten tauchten erst auf, als sie ins Reservat gezwungen und sesshaft gemacht wurden und sich die Ernährungs- und Lebensgewohnheiten geändert hatten. Die Krankheiten kamen, die Heilmittel jedoch hatten sie nicht. Als wir uns unterhielten, sah ich ganz in der Nähe einen amerikanischen Weißdorn, einen Crataegus, mit sehr langen spitzen Nadeln. Hier in Westeuropa hat früher die Maikönigin, die Schönste im Dorf, einen Kranz getragen aus blühendem Weißdorn. Das wäre mit dem amerikanischen Weißdorn aufgrund der Nadeln nicht möglich, doch er hat eine ähnliche Heilwirkung bei Herzerkrankungen wie der Weißdorn bei uns. Ich empfahl Tallbull, das einmal auszuprobieren und einen Tee daraus zu machen. Er nahm das zur Kenntnis und sagte nicht viel. Über ein halbes Jahr später bemerkte er einmal: »Das ist gute Medizin.« Später studierte eine Ethnobotanikerin die Pflanzen der Cheyenne-Indianer und fand heraus, dass sie den Weißdorn ganz entgegen der indianischen traditionellen Anwendung als Tee dreimal am Tag einnehmen. Ich fand das sehr interessant *(lacht)* …

Sie schreiben Geschichte!

Das machen wir ja alle, aber wir wissen es meistens nicht.

Die Herzprobleme, wie wir sie kennen, kamen erst auf, als die Menschen nicht mehr in einem organischen Rhythmus lebten. Es gab sie weder in bäuerlichen Gesellschaften noch bei Naturvölkern. Die Arbeit auf einem Bauernhof ist sehr hart, ich erlebte das im Emmental. Doch es war kein Stress. Heute denken wir, harte Arbeit sei Stress.

Was ist denn Stress?

Es bedeutet Stress, wenn wir verspannt sind und keine Möglichkeit mehr haben, uns zu entspannen. Zahlreiche

Menschen sind derart angespannt, dass sie kaum mehr richtig schlafen können. Dann wird vieles versucht: vor dem Fernseher zu entspannen, mit Alkohol, mit Medikamenten ... Doch das funktioniert alles nicht. Viele sind müde und peitschen sich mit Kaffee auf, in der Geschäftswelt zunehmend auch mit Kokain. Verbreitet ist gerade in unserer Überflussgesellschaft auch der Stress mit den Finanzen; viele haben Angst, dass sie das, was sie haben, wieder verlieren. Alles geht immer schneller, und der Stress nimmt zu. So sind die Herz-Kreislauf-Probleme erste Todesursache in der westlichen Welt. Auch falsche Diagnosen, falsch verschriebene Medikamente und resistente Spitalkeime führen zu einer nicht zu unterschätzenden Zahl von Todesfällen. Doch das erscheint in keiner Statistik.

Heute wird alles enger, in vielen Betrieben herrscht ein hoher Druck – die Gefäße machen das Gleiche.
Das ist richtig. Ein hoher Blutdruck entsteht durch die Verengung der Gefäße. Die im vegetativen Nervensystem vom Sympathikus gesteuerte Angstreaktion führt zu einer Gefäßverengung. In einer bedrohlichen Situation ist dies nötig, damit es bei einer körperlichen Verletzung nicht zu Blutverlust kommt. Mit der Verengung steigt der Blutdruck. Wir leben also fast permanent in einer Art Angst- oder Alarmzustand.

In der Natur wäre dann Fliehen oder Kämpfen angebracht, beides baut die Stresshormone durch Bewegung wieder ab. Dann gibt's noch den Totstellreflex. Wie konnte es zu diesem permanenten Stress kommen?
Wir können unseren Stress im Alltag kaum abreagieren. Im Büro haben wir Stress, auf der Autobahn, wir hören die

Nachrichten und haben Stress ... Viele Menschen haben fast permanent Stress. Es ist ein neueres Phänomen, das mit der industriellen Revolution begann: Die Herzprobleme traten zuerst in England auf, wo die industrielle Revolution ihren Anfang nahm. Die armen Bauern wurden enteignet und gingen dann als Arbeiter, Proletarier in die Städte und arbeiteten in der Fabrik; und das mindestens zwölf Stunden pro Tag. Auch Kinder arbeiteten in den Fabriken. Die Lebensumstände waren sehr schwierig. Da begannen die Herzprobleme, auch bei den Fabrikbesitzern, denn es herrschte ein harter Konkurrenzkampf. Das Ganze ist eigentlich ein gestörter Rhythmus!

Wohl nicht von ungefähr wurden in dieser Zeit durch William Withering die ersten Herzglykoside entdeckt, in der Giftpflanze Fingerhut, Digitalis. Das Mittel wirkt sehr stark. Überdosiert kommt es zu Vorhofflimmern bis zu lebensgefährlichen Herzrhythmusstörungen. Das nächste Herzmittel, Weißdorn, wurde vom irischen Homöopathen Thomas Green gefunden. Weißdorn ist eine heilige keltische Pflanze. Diese Pflanze ist nicht toxisch. Sie ist angebracht, um den angeschlagenen Herzmuskel zu durchbluten. In akuten Notfällen, wenn Herzstillstand droht, kann Digitalis ein Heilmittel sein. Inzwischen gibt es noch andere Pflanzen, die wirken: das Maiglöckchen, die Meereszwiebel und heute auch Strophantus, eine afrikanische Pflanze aus der Familie der Hundsgiftgewächse, welche die Pygmäen einst für ihre Pfeilspitzen benutzten. Damit konnten sie Elefanten anschießen, die dann einen Herzanfall erlitten und tot umkippten.

Was nützen alle diese Pflanzenheilmittel, wenn die Stress verursachenden Lebensumstände nicht geändert werden?
Viele Menschen realisieren nicht, dass sie andere Möglichkeiten hätten. Sie fühlen sich wie eingesperrt, eingespannt und angekettet. Aussteigen ist nicht einfach. Wir leben wie in einem schnell fahrenden Zug – da können wir nicht so schnell aussteigen.

Das Herz ist bei uns nicht mehr der Wohnort Gottes, wie es in vielen Kulturen verstanden wird. In Indien ist der Glaube, dass die Kundalini-Kraft vom Becken durch das Rückgrat nach oben steigt, die Schädeldecke durchdringt und sich das göttliche Selbst hinab in das Lotos des Herzens senkt und dann im Herzen wohnt. Auch die Vorstellung vom Heiland, der an die Herzenstür klopft und seinen Platz im Herzen einnimmt, ist nicht mehr verbreitet. Ein altes Kindergebet bei uns lautete: »Ich bin klein, mein Herz ist rein, soll niemand drin wohnen als Jesus allein.« Der moderne Mensch fragt sich: Wie kann Jesus im Herz wohnen? Er denkt, das sei nur eine symbolische Vorstellung. Viele Menschen denken: Das Herz ist eine Pumpe, die herausgenommen und zur Not durch eine andere ersetzt werden kann.

Fast alle Menschen kennen das Verliebtsein, zumindest dann ist das Herz doch offen.
Ein reiner Materialist versteht unter Herzoffenheit höchstens ein »open heart surgery«, also ein Herz, das chirurgisch für eine Operation frei liegt.

Wir verlagern den Fokus heute vom Herzen weg, hauptsächlich ins Hirn. Das Hirn und der Verstand sind heute sehr wichtig. Als möglicher Gegenpol ist auch die Sexualität sehr zentral. Doch die Mitte, das Herz, fehlt. Unten und oben sind nicht miteinander verbunden. Das Pulsieren des Herzens ist das Verbindende; körperlich, seelisch und geistig. Aber solche Aspekte entsprechen nicht der gegenwärtigen Ideologie.

Viele erahnen zwar diese Verbindung, handeln dann aber unbewusst und einseitig vom Kopf her oder aus dem Bauch heraus.
Das stimmt. Doch eine bewusste Entscheidung ist eine Herzentscheidung. Wir werden im Leben immer wieder konfrontiert mit Herzentscheidungen. Reine Kopfentscheide oder reine Bauchentscheide bringen niemanden vorwärts. Erst da, wo Kopf und Bauch verbunden sind, im Herzen, handelt der Mensch aus seinem wahren Selbst heraus. Solche Entscheide sind immer richtig. Ich habe eine zentrale Herzentscheidung erlebt, als wir fast mittellos von Indien nach Europa zurückkehrten. Es war wie eine Vision. Wenn wir an einen neuen Ort, in eine neue Lebenssituation gelangen, dann ist alles voller Orakel.

Hat in solchen Momenten alles, was uns begegnet, eine bestimmte Bedeutung?
Es hat nicht nur eine Bedeutung, sondern es sind echte Orakel: Sie zeigen das Künftige an. In einer meiner Visionen sah ich eine einfache Hütte mit einer Feuerstelle, und in einer anderen sah ich ein wunderschönes, ganz modernes Haus, aber kein Feuer; es war auf einer anderen Ebene. Es erschien mir, als stellten mich die Götter vor die Wahl: Was willst du? Entweder dieses moderne Haus, Karriere und viel Geld – oder das Feuer. Da entschied ich mich ganz bewusst für das Feuer.

Das Feuer ist Symbol des Herzens. Diese bewusste Entscheidung aus meinem Herzen, für das Feuer, habe ich nie bereut. Ich versuche immer, den Weg des Herzens zu gehen. Es ist der beste Weg, den wir gehen können.

Der Weg des Herzens ist der einzige Weg, der einen wirklich trägt.
So ist es. Leider haben wir dieses Wissen in der heutigen Welt verloren. Wer hat heutzutage noch ein lebendiges Feuer im Haus? Oft machen wir in den Seminaren draußen ein Feuer. Es gibt immer wieder Seminarteilnehmende, die jahrelang kein lebendiges Feuer mehr gesehen haben. Früher saß man beim Herdfeuer oder am offenen Kamin, träumte, hörte und roch das Feuer. Das tat gut und wärmte auch die Seele.

Im Herzen ist die individuelle Seele mit dem universalen Selbst, dem zeitlosen Sein verschmolzen.
Der Körper wurde in der alten Weltanschauung der Europäer als Haus symbolisiert. Das Herz ist die Feuerstelle. Der Rauchfang ist der Ort, wo die Götter hinein- und hinausgehen. Deswegen musste der Rauchfang immer schön sauber sein, und deshalb wurden in Westeuropa zum Schornsteinfegen die Zweige der Stechpalme genommen. Diese waren schon in vorchristlichen Zeiten ein Symbol des Lebens, das durch den Winter trägt. Für die Christen waren die roten Beeren das Blut des Heilands, seine weißen Blüten die Unschuld, das Grün die Kraft des Lebens und die Stacheln das Leiden, das er auf sich genommen hatte.

Die Menschen glaubten, dass die Seelen der Kinder über den Rauchfang, diesen Herzweg, hineinkämen. Wenn die Mütter am Morgen das Feuer schürten, da wurde es ihnen ein bisschen seltsam zumute, und sie realisierten, dass sie ein neues Leben, ein Kindlein, empfangen hatten. Eine Seele kam zurück aus der Ahnenwelt.

Am offenen Feuer wurden auch Geschichten erzählt, die Menschen erlebten Gemeinschaft.

Heute sitzen die Menschen vor dem Fernseher.

Der Fernseher ist wie ein kaltes elektronisches Feuer. Auch von dort gelangen Geistwesen und Botschaften zu uns. In Amerika ist der Fernseher heute das, was früher der Kamin war. Über dem Kamin wurden Bilder von Verwandten aufgestellt, dieser Platz war eine Art Altar im Haus. Heute ist es der Fernseher. In Amerika liegt oft auch die Familienbibel auf dem Fernseher, und Bilder von den Verwandten hängen dort.

Sie gehen den Weg des Herzens. Was heißt das?

Das heißt in erster Linie, mit sich selbst ehrlich zu sein, mit sich selbst im Reinen zu sein. Das zu tun im Leben, was einen wirklich interessiert. Das Leben ist viel zu kostbar, um dies nicht zu tun. Das Leben ist ein Geschenk. Das Wort Interesse im wahrsten Sinne des Wortes: inter = mittendrin und esse = sein, Essenz. Im Wesentlichen sein, darum geht es im Leben. Das ist das Beste. Da fühlt sich das Herz wohl und geborgen. Da tun wir von allein das Richtige.

Und so werden wir auch nicht herzkrank –
weder im alten noch im neuen Sinne.

Wir müssen dem Stress etwas entgehen, aber in erster Linie zu unserer eigenen Mitte finden. Zur eigenen Seele finden, sie ernst nehmen und sie nähren. Die Seele kann genährt werden, indem wir uns der Natur zuwenden und diese Ursprünglichkeit, diese Schönheit genießen. Wir können die Seele auch mit Märchen, schönen Geschichten und schönen Bildern nähren. In alten Kulturen wurden die Menschen durch die Rituale, die Jahreszeitenfeste, den Rhythmus des Lebens getragen. Die Menschen waren sowohl in die Gemeinschaft als auch in die Kultur eingebunden. Heute ist das nicht mehr so, und es fordert immer wieder ganz bewusste Entscheidungen, das zu suchen, was uns guttut. Dazu gehört sicher auch, dass wir langsamer werden. Langsamer werden wir, indem wir das Wesentliche vom Unwesentlichen unterscheiden. Zudem ist es erleichternd, wenn wir alles, was wir nicht brauchen, weggeben. Und was interessant ist: Viele Menschen kennen ihr Dharma, ihre Bestimmung, nicht. Sie wissen nicht, warum sie auf dieser Welt sind. Wir kommen alle mit einer Aufgabe auf die Erde und bringen entsprechende Begabungen mit. Wenn wir das erkennen und uns danach ausrichten, ist unser Leben ein Abenteuer.

Erkennen und Lieben meint dasselbe: Man sieht nur mit dem Herzen wirklich gut.

Das Herz ist auch ein Wahrnehmungsorgan. Wenn wir die Seele der Natur wahrnehmen möchten, geht das eher mit dem Herzen als mit dem Intellekt. Das heißt aber nicht, dass wir den Verstand einfach ignorieren sollen. Das Herz ist die Mitte. Alles hat zur richtigen Zeit seinen Sinn und seinen Zweck.

Das Herz ist Sitz der Liebe, Thron der Liebe, das wurde schon immer so gesagt. Die bekannte Herz-Darstellung ist, wie wir alle wissen, nicht realistisch-naturalistisch, sondern das Herz wird mit zwei Flügeln dargestellt. Was bedeutet diese Form? Es ist das ätherische Herz. Es ist wie ein Springbrunnen, der nach oben geht, die Welt umarmt und unten wieder zusammenkommt. Wir können nicht mit dem Kopf lieben. Wir können mit dem Kopf verstehen, aber nur mit dem Herzen lieben. Paracelsus sagte: »Man versteht nur wirklich, was man liebt.« Das ist tatsächlich so. Nur das Herz kann wirklich erkennen. Die anderen Instanzen sind Helfer. Deswegen ist das Herz die Mitte und es ist König.

Wolf-Dieter Storl

Unsere fünf heiligen Bäume

Meditieren und heil werden in der Natur

Birke, Buche, Eiche, Linde und Eibe: Wolf-Dieter Storl gibt in diesem Buch spannende Einblicke in Mythologie, Brauchtum und Weisheit dieser fünf wirkungsvollen, heiligen Bäume. Er erzählt anschaulich, wie sie uns prägten und auch heute noch viel lehren. Bäume tragen zu unserer Heilung bei, wenn wir uns die Zeit dafür nehmen und uns ihren Botschaften und Wirkweisen öffnen.

KNAUR
MENSSANA

Dr. Markus Strauß

Die Wildpflanzen-Apotheke

Essbare Pflanzen, die nähren und heilen

Essbare Wildpflanzen stecken voller Vitalstoffe, egal ob wir sie als pikante Giersch-Bruschetta, vitalen Sanddorn-Smoothie oder würziges Wildkräuter-Löwenzahn-Pesto genießen – sie bedeuten immer ein Plus an Lebensqualität.

Der Wildpflanzen-Experte Dr. Markus Strauß nimmt uns mit hinaus in die Natur, um dort essbare Wildpflanzen zu ernten. Auf Feldfluren, an Hecken, auf Wiesen und an Ufern von Bächen und Seen wachsen stärkende und heilkräftige Pflanzen, mit denen wir uns rundum versorgen können.

»Neben fundiertem Hintergrundwissen [...] bietet das Buch köstlich klingende Rezepte mit Superfoods von Feld und Wiese, Hecken, Bächen oder Seeufern.« – *Umwelt und Gesundheit*

KNAUR
MENSSANA

Dr. Markus Strauß

Die Wald-Apotheke

Bäume, Sträucher und Wildkräuter,
die nähren und heilen

Der gefragte und aus dem Fernsehen bekannte Wildpflanzen-Experte erklärt, warum der Wald zu unserer natürlichen Ressource für Nahrung und Heilung werden kann. Bäume, Sträucher und Kräuter bildeten seit Anbeginn der Menschheit unsere Lebensgrundlage. Das archaische Erfahrungswissen ging uns mit der Einführung der Landwirtschaft verloren. *Die Wald-Apotheke* entdeckt dieses traditionelle Wissen neu. Dr. Markus Strauß präsentiert in fünf Kapiteln die ungeahnte Kraft des Waldes: Lebensmittel aus Wildpflanzen, Heilmittel aus Wurzeln und Blättern, Genussmittel aus Waldbeeren und Nadeln, Wellness aus Kastanien oder Kräutern, Räucherwerk aus Harzen für die natürliche Konservierung und Reinigung. Der praktische »Waldführer« zeigt, wie und wo wir die Schätze des Waldes finden, woran wir sie erkennen, wie wir sie richtig lagern und welche Köstlichkeiten, Salate, Liköre, Salben, Tees, Tinkturen oder Säfte wir daraus selbst und ohne Vorkenntnisse zubereiten können. Ein Waldspaziergang voller Pflanzenwissen, Praktischem, Rezepten, Bildern und persönlichen Tipps von Deutschlands beliebtestem Pragmatiker des Waldes.

KNAUR
MENSSANA